ABNEHMEN MIT KETO (MIXVERSION)

Die Schnellstart Anleitung für Einsteiger. Effektiv Gewicht verlieren in Rekordzeit durch die Ketogene Ernährung – Rezepte für den Thermomix – inkl. 14 Tage Diät

Achtung, Gratis-Bonusheft!

Mit dem Kauf dieses Buches haben Sie ein kostenloses Bonusheft erworben. Dieses steht nur eine begrenzte Zeit zum Download zur Verfügung. Alle Informationen, wie Sie sich schnell das gratis Bonusheft sichern können, finden Sie am Ende dieses Buches.

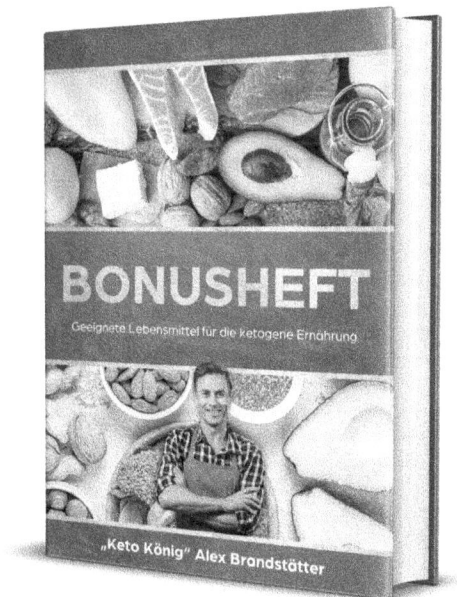

Inhalt

Einleitung

Die ketogene Ernährung ist in aller Munde. Denn es handelt sich hierbei um eine Ernährungsweise, die nicht einfach nur gesund ist oder sich für eine Diät eignet. Sie repräsentiert viel mehr: Beispielsweise erweist sich diese Ernährungsform als Therapiemittel bei verschiedenen Krankheiten, wie Epilepsie, als wirksam. Auch überzeugt sie bei der Bereitstellung von Energie wesentlich mehr als Alternativen. Des Weiteren regt die Keto-Ernährung zu Kreativität beim Kochen an und lässt in der Küche derart kreative und interessante Wege gehen, dass so manche von sich selbst überrascht sind.

Doch die Umstellung auf eine ketogene Ernährungsweise ist kein einfacher Weg. So tun sich insbesondere anfangs einige Hindernisse auf. Zum Teil werden diese vom Körper verursacht, da er zunächst vom Kohlenhydrat- auf den Fettstoffwechsel wechseln muss. Zum anderen birgt die eigene Herangehensweise potenzielle Hindernisse am Anfang der Keto-Ernährung. Dabei gestaltet sich die Zubereitung neuer Speisen mit der eingeschränkten Vielfalt der Keto-Ernährung für einige Personen als herausfordernd.

Sie haben das Glück, mit diesem Buch eine doppelte Hilfestellung vor Augen zu haben. Denn es klärt Sie von der Pike an über die ketogene Ernährung auf und vermittelt Ihnen zahlreiches Wissen. Zudem umgehen Sie mit Hilfe dieses Buches mögliche Hindernisse, die sich in der Küche auftun könnten. Denn dieser Ratgeber erklärt Ihnen die ketogene Ernährung für den Thermomix. Das besondere hierbei ist, dass Sie Rezepte für das Küchengerät Thermomix erhalten und lernen, mit dem Thermomix zu arbeiten, was Ihnen sämtliche Abläufe in der Küche vereinfacht und gleichzeitig die Qualität der zubereiteten Speisen erhöht.

Der Thermomix ist dabei weit mehr als irgendein Küchengerät. Er ist der Allrounder, die All-in-One-Lösung, das Universalgerät und so vieles mehr in einem! Denn mit diesem Gerät können Sie – je nach Hersteller und Modell – bis über 20 verschiedene Funktionen durchführen: Vom Garen übers Dampfen und Zerkleinern bis hin zum Emulgieren und Mixen sowie vielem mehr! Dies alles bringt diverse Vorteile mit sich:

► Platzersparnis durch nicht erforderliche weitere Einzelgeräte

► Präzision in der Verarbeitung und Zubereitung der verschiedensten Speisen

► Schnellere und sicherere Arbeitsweise

► Vereinfachung der Ernährungsumstellung

Sie haben dieses Buch aus bestimmten Gründen vor sich liegen. Diese können so vielfältig sein wie die Funktionen des Thermomix oder aber die köstlichen Gerichte, die die ketogene Ernährung Ihnen bietet. Erkunden Sie die Hintergründe der ketogenen Ernährung und die des Thermomix und finden Sie Lösungen für Herausforderungen, die sich Ihnen im Leben auftun. Die Kapitel dieses Buches stellen einen umfangreichen Wissenstresor dar, der Ihnen zunächst die Hintergründe der ketogenen Ernährung von der Pike auf vermittelt. Des Weiteren kommt in diesem Buch einer gelungenen praktischen Umsetzung der Diät eine hohe Bedeutung zu. Damit dies gelingt, erwarten Sie in regelmäßigen Abständen Tipps zur Praxis: Von dem gelungenen Einstieg über die Gesamtplanung bis hin zu beispielhaften Plänen sowie mehreren Rezepten dürfen Sie sich direkte Ratschläge für eine erfolgreiche Einbindung der ketogenen Ernährung in den eigenen Alltag abholen. Selbstverständlich sind die Rezepte in diesem Ratgeber optimal auf den Thermomix abgestimmt. Bei der geringen Anzahl an ketogenen und für den Thermomix einwandfrei geeigneten Rezepten im Internet sind die Rezepte in diesem Ratgeber also eine dankbare Stütze bei der kreativen Umsetzung Ihrer Keto-Ernährung. Neben den Rezepten bekommen Sie Infos zu den häufigsten Fehlern mit auf den Weg, und zugleich die Lösungen, wie Sie diese vermeiden. Denn falls Sie bereits Diäten durchgeführt haben, dann werden Sie wissen, dass bei jeder Diät Punkte aufkommen können, an denen Konfliktmanagement erforderlich wird. Da dies ein völlig natürlicher Bestandteil einer Diät ist, werden Sie mit den wichtigsten Lösungen für die gängigsten Probleme ausgestattet.

Dass die Ernährung in die verschiedensten Lebensbereiche Einflüsse ausübt, zeigt sich im Alltag immer wieder. So können Personen sich oftmals nicht wie gewünscht kleiden oder aber verzichten auf bestimmte Tätigkeiten, weil sich dies in ihrer aktuellen körperlichen Verfassung als schwer erweist. Von daher ist der Antrieb zu einer Ernährungsumstellung, den Sie mit dem Lesen dieses Buches beweisen, zu begrüßen.

Wie bereits erwähnt, gibt es zu diesem Buch außerdem einen Gratis-Bonus zum Download. Darin enthalten finden Sie zahlreiche vertiefende Tipps und weiterführendes Wissen zu den besten Lebensmitteln für eine ketogene Ernährung und wie man diese am besten einsetzt. Alle Hinweise zum Download des Bonusmaterials finden Sie am Ende dieses Buches. Im Text finden sich außerdem an einigen Stellen Verweise – dazu finden Sie URL-Angaben im Quellenverzeichnis am Schluss des Buches, die Sie zu Internetseiten mit nützlichen weiteren Informationen zum jeweiligen Thema führen.

Ich wünsche Ihnen viel Erfolg dabei, sich mit den Inhalten zu befassen und den Schritt in eine Richtung zu gehen, die Ihnen dabei hilft, ein verbessertes Wohlbefinden und eine neue Lebensqualität zu erlangen.

EINLEITUNG

Das Phänomen Ketogen: Wieso ist diese Ernährungsform so wirkungsvoll und beliebt?

Zu Beginn fühlen wir der ketogenen Ernährungsform auf den Zahn. Dabei werfen wir einen Blick auf die Grundprinzipien, die Vorgänge im Körper und die Vor- und Nachteile. Alles wird von Grund auf verständlich und einfach erläutert, damit Sie es in der Umsetzung am einfachsten haben. Was zeichnet eine ketogene Ernährung aus? Wieso wird sie so häufig mit Low Carb verwechselt? In diesem Kapitel erfahren Sie alles zu den Hintergründen und den Ursprüngen der ketogenen Ernährung. Dabei werden Sie feststellen, dass die ketogene Ernährung dem ein oder anderen Irrtum unterliegt. Doch mit der gemeinsamen Erörterung werden Sie diese Ernährungsform bestens einstufen können und merken, was sich dahinter verbirgt.

Das Grundprinzip dahinter: Viele gesunde Fette, wenig Kohlenhydrate

Wir werden die Abläufe im Körper im Rahmen einer ketogenen Ernährung in den folgenden Teilkapiteln genauer beleuchten. In diesem Teilkapitel widmen wir uns zunächst einer grundlegenden Betrachtung der ketogenen Ernährung und schauen verstärkt darauf, was die Ursprünge sowie Vor- und Nachteile dieser Ernährungsform sind.

Die ketogene Ernährung sieht eine stark an Kohlenhydraten reduzierte Ernährung vor. Dies bedeutet, dass Produkte wie Nudeln, Reis, Kartoffeln, Müslis, Süßigkeiten und viele kohlenhydrathaltige Lebensmittel mehr zu meiden sind. An deren Stelle rückt eine erhöhte Fettzufuhr. Selbstverständlich sind hier gesunde Fette zu präferieren, wie es sie in Ölen, Fleisch und pflanzlichen Produkten gibt. Insgesamt wird also zugunsten der Fette der Kohlenhydratkonsum auf ein sehr eng begrenztes Minimum (max. 50 Gramm pro Tag) reduziert. Dies lässt im Körper mehrere Reaktionen eintreten, die für die Gesundheit sowie die Gewichtsreduktion förderlich sind (Brainperform, 2019):

- ▶ Stabiler Blutzuckerspiegel
- ▶ Effektive Fettverbrennung
- ▶ Verbesserter allgemeiner Gesundheitszustand

All dies ist einem Ablauf im Körper zu verdanken, der sich Ketose nennt. Da diese in diesem Kapitel noch sehr präzise erläutert wird, soll nicht zu viel vorweggenommen werden. Deswegen sei hier lediglich gesagt: Die Ketose stellt den Stoffwechsel vom Kohlenhydratstoffwechsel zum Fettstoffwechsel um. Hierin ist der Grund für die meisten positiven Auswirkungen auf den

Körper zu suchen. Doch wie kam es überhaupt zur ketogenen Ernährungsform? Wo findet sie ihren Ursprung?

Eine Idee, die in der Therapie ihren Ursprung fand

Die Geschichte der ketogenen Ernährung ist nicht einfach zu ergründen, da die Ernährungsform erst im zwanzigsten Jahrhundert genau ausdefiniert wurde und letzten Endes jene Kriterien erhielt, die sie zu einer einzigartigen Ernährungsform machen. Im Prinzip lässt sich aber aussagen, dass sie dem Fasten entspringt und insbesondere im Zusammenhang mit der Therapie von Epilepsie Aufmerksamkeit erregte. Setzen wir die ketogene Ernährung mit Fasten und Epilepsie in Zusammenhang, dann lassen sich sogar schriftliche Überlieferungen bis ins biblische Zeitalter finden...

Die Heilung eines Besessenen

In der Bibel beschreibt ein Zitat aus Markus Kapitel 9, Verse 14-29, wie ein junger Knabe einen Krampfanfall erleidet (Markus, 40-100). Es ist die Rede von Schäumen aus dem Mund, Zähneknirschen und kompletter Sprachlosigkeit. Zudem wird davon erzählt, wie sich der Knabe wälzt und verdreht. Als er nach dem Krampfanfall in eine tiefe Nachschlafphase verfällt, halten ihn die Jünger für tot, bis Jesus kommt, der Knabe aufwacht und Jesus ihm beim Aufstehen hilft. Auf Fragen seiner Jünger sagt Jesus, in dieser Situation seien nur das Beten sowie das Fasten hilfreich.

Was zu heutigen Zeiten als Krankheit mit dem Namen *Epilepsie* bzw. *Hirnbedingte Krampfanfälle* bekannt ist, war zu damaligen Zeiten noch nicht medizinisch ergründet. Den Menschen boten sich kaum Möglichkeiten, die Krankheit zu behandeln, weswegen der Glaube und natürliche Heilungsansätze die einzigen Möglichkeiten waren. Unter den natürlichen Heilungsansätzen waren Ernährungsumstellungen die naheliegendste Option. So fern lagen die Menschen in der damaligen Zeit der Lösung dabei keineswegs, wie sich zeigen sollte

Das zwanzigste Jahrhundert: Die Wiederentdeckung der ketogenen Ernährung als Therapiemethode

Es dauerte bis ins zwanzigste Jahrhundert hinein, bis die ketogene Ernährung als Form der Therapie in Zusammenhang mit Epilepsie aufgegriffen wurde. Jedoch erfolgte zunächst der Ansatz – wie schon aus der Bibel überliefert – beim Fasten. Dieses hielt positive Ergebnisse in der Therapie bereit. 1921 stellte ein Kinderarzt aus New York, Dr. Rawle Geyelin, fest, dass bei einem zehnjährigen Patienten durch regelmäßiges und längeres Fasten die Anzahl der epileptischen Anfälle reduziert werden konnte (Tulipan, 2016).Jedoch dürfte verständlich sein, dass das Durchhalten der Fastenzeit für Kinder mit einer sehr hohen Belastung in Verbindung steht. Solche Entbehrungen insbesondere im jungen Alter wirken sich stark auf die Kindheit, das soziale Umfeld und die Freizeit aus. Deswegen wurde beobachtet, ob es nicht eine Möglichkeit gäbe, eine Ernährungsform zu schaffen, die dieselben Effekte hat, wie das Fasten, aber dafür dauerhaft und einfacher umzusetzen ist. Bereits früh wusste man, dass es im Wesentlichen auf den Blutzuckerabfall und den Anstieg der Ketonkörperbildung ankommt. Durch die kommenden Forschungen war der Weg für eine ketogene Ernährung geebnet

Ketogen: Zunächst bevorzugtes Therapiemittel, dann durch Medikamente vergessen & nun wieder präsent

Durch Forschungen stieß man auf eine Formel in der Zusammensetzung der Nährstoffe, die wichtige Anforderungen erfüllt und die Effekte des Fastens ebenfalls enthält: Eine streng um Kohlenhydrate reduzierte und dafür an Fett umso reichere Ernährung. So war die ketogene Ernährung geschaffen, die seitdem eine wahrliche Achterbahn in der Medizin und Gesellschaft erfuhr:

▶ Von den 40ern bis zu den 80ern anerkannte Therapieform bei Epilepsie

▶ Daraufhin durch Medikamente ersetzt

▶ Aktuell wieder im Bewusstsein, aber erst im Einsatz, wenn Medikamente fehlschlagen

Nachdem Medikamente die ketogene Ernährung in Vergessenheit geraten lassen hatten, sorgte ein bemerkenswerter Einzelfall, der sogar verfilmt wurde, für ein Wiederaufleben der ketogenen Ernährung. Nämlich recherchierten Eltern eines gewissen Jungen Charlie, als ihm bei dessen Epilepsie keine Medikamente halfen, nach alternativen Methoden und stießen dabei auf die ketogene Ernährung, die letzten Endes zu einer großen Hilfe werden sollte. Somit entpuppte sich die Ernährungsform in diesem Einzelfall sogar als effektiver als Medikamente. Auf der zugehörigen und durch die Eltern ins Leben gerufenen Website zur Charlie Foundation (charliefoundation.org) finden Sie weitere sehr interessante Infos und Rezepte.

Zwar war die ketogene Ernährung stets in Zusammenhang mit der Therapie der Krankheit Epilepsie im Fokus, doch dies änderte sich mit der Zeit. Durch das zunehmende Aufkommen verschiedenster Diäten im aktuellen Jahrtausend und den immer mehr an Popularität gewinnenden Fitnesssektor kam es dazu, dass die ketogene Ernährung nicht einfach nur wieder bekannt wurde, sondern zugleich wesentlich massentauglicher. Es wurden zahlreiche potenzielle Einsatzbereiche entdeckt, die weit über die Therapie von Epilepsie hinausgehen. Dass die ketogene Ernährung zugleich so beliebt ist, ist wiederum deren großer Wirkung zu verdanken, die wir im Folgenden noch genauer unter die Lupe nehmen werden.

Ketogene Ernährung ist kein Low Carb!

So wie Sie das Grundprinzip der ketogenen Ernährung gehört haben, dürfte sich Ihnen ein Verdacht aufdrängen: Ist die ketogene Ernährung nicht dasselbe wie die sogenannte Low-Carb-Ernährung, die ebenfalls arm an Kohlenhydraten ist?

Die klare Antwort lautet: Nein! Denn die großen Unterschiede zwischen einer Low-Carb-Ernährung und einer ketogenen Ernährung sind für den Erfolg der Ernährungsform entscheidend. Falls Sie eine ganz einfache Erklärung wünschen, dann lautet diese wie folgt: Die ketogene Ernährung ist die strengere Form von Low Carb. Etwas genauer und mit Zahlen belegt, gestaltet sich dies wie folgt:

▶ Bei Low Carb sind zwischen 50 und 130 Gramm Kohlenhydrate pro Tag erlaubt.

▶ Die ketogene Ernährung allerdings sieht maximal 50 Gramm Kohlenhydrate in der täglichen Ernährung vor.

▶ Des Weiteren setzt die ketogene Ernährung auf eine wesentlich höhere Fettzufuhr, was für die Bildung von Ketonkörpern essentiell ist.

Das bedeutet im Prinzip, dass als Knackpunkte bei der ketogenen Ernährung die hohe Fettzufuhr sowie die stark reduzierte Kohlenhydratzufuhr zu betrachten sind. Würden diese Aspekte fernbleiben, dann würde es gar nicht zur Ketose kommen und das Prinzip hinter einer ketogenen Ernährung nicht aufgehen. Letzten Endes mag der Grat zwischen Low Carb und ketogen für viele sehr schmal sein, aber er ist da und entscheidend.

Was bedeutet dies nun für Sie in der Umsetzung?

Sofern Sie die Ratschläge, Anleitungen und Informationen in diesem Ratgeber befolgen, müssen Sie sich bei der Umsetzung der ketogenen Ernährungsform keine Sorgen machen. Denn dieses Buch lenkt Sie ausschließlich in die richtige Richtung und erfüllt alle Kriterien, die für eine gelungene ketogene Ernährung erforderlich sind. Allerdings sollte der Unterschied zu Low Carb nochmals betont werden, damit Sie für den Fall der Fälle Bescheid wissen.

Voraussetzungen: Über die Auswahl der Lebensmittel & den allgemeinen Lebensstil

Wie eingangs bereits erläutert, erfordert die ketogene Ernährung eine gut durchdachte Auswahl der Lebensmittel und ebenso eine Umstellung des allgemeinen Lebensstils. Zwar ist Fett der Nährstoff mit dem größtmöglichen Anteil an der Ernährung, jedoch muss die Auswahl der

Lebensmittel gesund sein. Dies verschließt wiederum mehreren Fettquellen die Türen. Sie werden im weiteren Verlauf eine präzise Auflistung der Lebensmittel erhalten, die richtig und falsch im Rahmen der ketogenen Ernährung sind. Dabei wird sich auch zeigen, dass neben der Wahl der Lebensmittel deren Verarbeitung wichtig ist. So ist per se gegen so ziemlich keine Fleischsorte etwas einzuwenden. Das häufig verpönte und kritisierte sowie als ungesund gebrandmarkte Schweinefleisch ist nicht unbedingt ungesund. Hier kommt es neben der Frage nach dem jeweiligen Teil des Körpers (z.B. Schweinenacken, Schweinebauch) auch auf den Aspekt der Haltung an. So ist Fleisch aus Massentierhaltung definitiv eine ungesündere Option gegenüber Fleisch aus biologisch artgerechter Haltung. Gründe dafür:

▶ Hormone

▶ Chemie

▶ Antibiotika

▶ Krebserregende Zusatzstoffe

Auch kommt es auf die Art der Fette an. Hier wird in Fettsäuren unterteilt, die gesättigt, ungesättigt oder mehrfach ungesättigt sein können. Wie Sie sehen, machen viele einzelne Aspekte die Wahl der Lebensmittel aus. Diesbezüglich werden Sie noch genauestens eingewiesen, sodass Ihnen dies in der Umsetzung gut gelingen wird.

Und was macht der Lebensstil?

Der Lebensstil umfasst Aspekte wie den Umgang mit Drogen und das eigene Aktivitätslevel. Grundsätzlich sei zu Drogen gesagt, dass diese immer im Kontext mit einem gesunden Lebensstil zu meiden sind. Während das Rauchen allerdings keinen Einfluss auf unseren Stoffwechsel nimmt, ist dies beim Alkohol komplett anders. Dieser ist im Rahmen einer ketogenen Ernährung zu meiden. Doch an alle Feinde der Enthaltsamkeit: Ein Schlupfloch lässt die ketogene Ernährung trotzdem. Denn Alkohol, der wenig Kohlenhydrate enthält, ist in Maßen erlaubt und steht der Ketose nicht im Wege. Weil Alkohol allerdings eine Gewichtszunahme fördert, ist trotzdem nur eine geringe Menge von als Faustregel zwei Gläsern pro Woche zu trinken. Da Bier viele Kohlenhydrate enthält und nicht empfehlenswert ist, sind kohlenhydratarme Weinsorten, Schnaps und Whiskey die gängigen Optionen bei einer ketogenen Ernährung.

Neben einem vernünftigen Alkoholkonsum ist das Aktivitätslevel insbesondere bei ketogenen Diäten ein Erfolgsfaktor. Denn die Fettverbrennung lässt sich durch Sport noch mehr ankurbeln und auch trägt eine gute Fitness zur Gesundheit bei sowie dazu, den Herausforderungen des Alltags effektiver zu begegnen. Selbstverständlich ist eine ketogene Ernährung sowie speziell die ketogene Diät ohne sportliche Aktivitäten jedoch auch erfolgreich möglich. Hierzu ist lediglich Disziplin in der Ernährung sowie die korrekte Ausführung der ketogenen Ernährung erforderlich. Wie all das funktioniert, wird ab Kapitel 2 näher thematisiert. Setzen wir aber zunächst die Grundlagen weiter fort und blicken in unseren Körper hinein: Was passiert in uns bei einer ketogenen Ernährung?

Alles über die Ketose & die Abläufe im Körper

In diesem Teilkapitel widmen wir uns ein bisschen der Chemie und Biologie, indem wir die Vorgänge im Körper bei einer ketogenen Ernährung erforschen. Machen Sie sich dabei keine Sorgen: Es wird alles ganz leicht sein. Sie müssen sich also nicht in die Schulzeit zurückversetzen und nun das Schlimmste befürchten. Falls Sie möchten, können Sie dieses Teilkapitel auch überspringen und zu den Vor- und Nachteilen der Keto-Ernährung übergehen. Für das Verständnis und die Umsetzung der ketogenen Ernährung wird das Auslassen dieses Teilkapitels kaum eine Rolle spielen. Doch es hat schlicht und einfach gewisse Vorteile, zu wissen, warum man etwas tut. Da Sie in diesem Teilkapitel über die Vorgänge im Körper aufgeklärt werden, macht es durchaus Sinn, sich die Inhalte aufmerksam durchzulesen, damit Sie verstehen, wieso einige Dinge im Rahmen der ketogenen Ernährung gemacht werden und wieso diese Ernährungsform so erfolgreich ist. So gehen Sie mit noch größerer Überzeugung die Mission „ketogen" an!

Was passiert bei der Ketose?

Sie wissen schon Bescheid, dass im Rahmen einer ketogenen Ernährung die Kohlenhydrate bei maximal 50 Gramm am Tag liegen. Dafür ist die Fettzufuhr erheblich hochgeschraubt; um konkret zu sein, beträgt der Anteil der Fette an der täglichen Ernährung im Idealfall 75 %. Folglich, da es nur drei Makronährstoffe (also quasi „Hauptnährstoffe", die uns Energie liefern) gibt, verteilen sich die restlichen 25 % auf die verbliebenen Eiweiße. Vitamine und Mineralstoffe als weitere wichtige Teile der Ernährung gehören zu den Mikronährstoffen und werden automatisch durch eine gesunde sowie abwechslungsreiche Ernährung abgedeckt, ohne uns Energie zu liefern. Somit bleiben letzten Endes zwei Teile, aus denen der Körper Kalorien und somit Energie bezieht:

▶ Fette mit einem täglichen Anteil von 75 %

▶ Eiweiße mit einem täglichen Anteil von 25 %

Was an dieser Stelle wissenswert ist, ist die Tatsache, dass Eiweiße in erster Linie dem Aufbau von Muskeln, Knochen und weiteren Strukturen im Körper dienen. Dementsprechend dienen sie nicht primär als Energielieferant; diese Rolle kommt zuerst den Kohlenhydraten und, falls diese nicht da sind, den Fetten zu.

Nun nähern wir uns dem Knackpunkt: Nämlich sind bei einer Keto-Ernährung Fette für den Körper der einzige Energielieferant. Für gewöhnlich ist es anders: Der Körper setzt von Natur aus auf Kohlenhydrate und Zucker als bevorzugte Energiequelle. Hierfür hat er einen gewissen Speichervorrat an Kohlenhydraten in der Leber sowie in den Muskeln. Diesen nutzt er, indem er die dort befindlichen Kohlenhydrate zu Zucker ausspaltet, in die Blutbahn geleiten und schließlich den Energie benötigenden Stellen zufließen lässt. Sobald die Kohlenhydrate aufgebraucht sind, greift der Körper bis zum erneuten Auffüllen der Kohlenhydratspeicher auf die alternative Energiequelle Fette zurück. Dies ist der Grundgedanke einer jeden Diät: Dadurch, dass der Körper immer wieder Phasen der Unterversorgung hat, geht er an die Fettdepots und baut Fette zur Energiegewinnung ab. Doch der entscheidende Unterschied ist, dass bei den meisten Diäten Kohlenhydrate ein Bestandteil sind. Bei einer ketogenen Diät bzw. Ernährung jedoch nicht. Dies hat zur Folge, dass der Körper sich dauerhaft oder zumindest für einen längeren Zeitraum auf eine Energiegewinnung aus Fetten umstellt. Bis der Körper von einer zuvor kohlenhydrathaltigen Ernährung auf den Fettstoffwechsel umstellt, braucht es jedoch einige Tage. Dieser Zustand – der Umstellung von Kohlenhydrat- auf Fettstoffwechsel – wird als Ketose bezeichnet und beinhaltet die charakteristische Bildung von Ketonkörpern. Diese Ketonkörper werden gebildet, um aus Fetten Glukose zu gewinnen und somit den Körper mit Energie zu speisen. Dieser natürliche und gesundheitlich einwandfreie Ablauf im Körper gewinnt besonders dann an Aufschwung, wenn die Kohlenhydratspeicher aus Muskeln und Leber nach drei bis vier Tagen vollends geleert sind.

Inwiefern wird der Stoffwechsel umgekrempelt?

Eine Umstellung auf den Fettstoffwechsel ist zweierlei: Auf der einen Seite eine erhebliche Umstellung, auf der anderen Seite jedoch eine kaum nennenswerte. Wie das sein kann?

Bei genauerem Hinblick auf die Geschichte des Menschen ermöglichen sich Rückschlüsse auf die Ernährung, wobei deutlich wird: Grundsätzlich ist der Mensch mit dem Fettstoffwechsel sehr vertraut. Denn bereits im Steinzeitalter ernährten sich die Jäger und Sammler hauptsächlich von Fetten. Hier konsumierten sie alles, was sie jagen und finden konnten: Nüsse, Pflanzen und Tierfleisch. Dabei fiel der Großteil der Ernährung auf Nüssen und tierische Fette sowie Proteine zurück. Diesen Stoffwechsel waren die Menschen gewöhnt und dieser funktionierte sehr gut. In dem Buch *Dumm wie Brot – Wie Weizen schleichend Ihr Gehirn zerstört* (2014) nehmen Dr. David Perlmutter und Co-Autorin Kristin Loberg die Ernährung der Steinzeitmenschen genau unter die Lupe und gelangen unter Hinzuziehung von Forschungen und Untersuchungen zu dem Schluss, dass zu dieser Zeit sogar Herz-/Kreislauferkrankungen, Krebs sowie weitere Krankheiten nicht vorkamen, was an der an gesunden Fetten und Kohlenhydraten stark limitierten Ernährung liegen soll. Wie wir es auch drehen und wenden: Der Fettstoffwechsel ist uns Menschen durchaus bekannt. In Bezug darauf ist eine Umstellung wie bei der ketogenen

Ernährung keine große Aufgabe. Allerdings ist ein Problem, dass wir Menschen mittlerweile den Kohlenhydratstoffwechsel gewohnt sind: Durch die permanente Verfügbarkeit in Läden und die durch die Lebensmittelindustrie zusätzliche Anreicherung mit Zucker aus Süßungsgründen haben wir den Kohlenhydratstoffwechsel nun als Regel. In Bezug auf diese Betrachtungsweise ist eine Umstellung in den Fettstoffwechsel durchaus eine große Herausforderung.

Insgesamt gilt: Aus biologischer und medizinischer Sicht ist die Umstellung auf einen Fettstoffwechsel komplett unbedenklich und unser Körper kommt damit sehr gut zurecht. Doch aus der gesellschaftlichen Sicht heraus ist die Umstellung wesentlich anspruchsvoller. Denn es gilt, den vielen Angeboten im Supermarkt ebenso zu trotzen wie der gesellschaftlich weit verbreiteten Meinung, Kohlenhydrate seien absolut notwendig. Somit wird in diesem Ratgeber auch dem Aufbau der entsprechenden mentalen Stärke für eine disziplinierte Umsetzung der Keto-Ernährung viel Aufmerksamkeit zukommen. So werden Sie – Umfeld hin oder her – die ketogene Ernährung bravourös umsetzen können.

Warum ist die Energiegewinnung aus Fetten besser als aus Kohlenhydraten?

Platt formuliert liefern sowohl Kohlenhydrate als auch Fette einfach Energie. Doch bei einem genaueren Blick hinter die Kulissen offenbaren sich Unterschiede darin, *wie* beide Makronährstoffe Energie liefern. Hier erweisen sich die Fette unter zahlreichen Gesichtspunkten als besser für den menschlichen Körper

Punkt #1: Konstanz der Leistungen

Beim Aspekt „Leistungen" geht es tatsächlich niemals nur um sportliche Leistungen. Vielmehr geht es um die generelle Leistungsfähigkeit: Ob im Beruf, bei freizeitlichen Aktivitäten oder aber im allgemeinen Verlauf des Alltags. Einige Personen klagen immer wieder über Leistungs- und Stimmungstiefs. Dies ist tatsächlich auf einen schwankenden Blutzuckerspiegel zurückzuführen. Insbesondere nach dem Konsum stark zuckerhaltiger Speisen wie Süßigkeiten, Desserts und Schokolade kommt es zu Schwankungen im Blutzuckerspiegel: So gibt es direkt nach dem Konsum ein stimmungserhellendes Auf, während es kurze Zeit danach zu einem Abfall durch ausbleibenden Zuckernachschub kommt. Bei der ketogenen Ernährung liegt der Vorteil auf der Hand: Durch nahezu keine Kohlenhydrate in der Ernährung kann es folglich nicht zu Schwankungen kommen. Die Konstanz der Leistungen (tomotion-gmbh.de) verbessert somit die komplette Form im Alltag und sorgt für ein allgemein besseres Stimmungsbild.

Punkt #2: Verbesserte Fettverbrennung

Da bei der Keto-Ernährung im Rahmen des stark limitierten Kohlenhydratkonsums konstant die Fette die bevorzugte Energiequelle sind, werden diese wesentlich schneller verbrannt als bei anderen Ernährungsformen. Da Fette des Weiteren schneller sättigen, ist somit die Wahrscheinlichkeit höher, dass man mit der Kalorienbilanz in einem gesunden Rahmen bleibt, was der Gewichtszunahme effektiv entgegenwirkt.

Vor- & Nachteile in der Gegenüberstellung: Lohnt sich die Keto-Ernährung?

Wir haben bereits im Vorigen angefangen, uns den Vorteilen der ketogenen Ernährung zu widmen. Dabei haben wir festgestellt, dass ausbleibende Leistungsschwankungen sowie eine verbesserte Fettverbrennung zwei der zentralen Merkmale sind, die die ketogene Ernährung im Hinblick auf die Energiegewinnung als besonders vorteilhaft gelten lassen. Doch neben diesen beiden Vorteilen gibt es noch weitere sowie auch den einen oder anderen Nachteil. Wir nehmen im Folgenden die Vor- sowie Nachteile nun ganz präzise unter die Lupe. Daraufhin schließen wir dieses Kapitel mit den Grundlagen, in dem Sie nun vollends erkannt haben dürften, was die ketogene Ernährung ist und wieso Sie Ihnen einen effektiven Weg zu einem Leben in Wohlbefinden und konstant guter Ernährung weist.

Die Vorteile: Gewichtsverlust & allgemeines Wohlbefinden als Triebfedern

Fahren wir mit den Vorteilen fort, die zum einen bereits eine effektive Fettverbrennung und zum anderen konstante Leistungen verlauten lassen haben. Neben diesen sind weitere Vorzüge der Keto-Ernährung:

- ▶ Hilfe bei zahlreichen Krankheiten

- ▶ Reduktion von Entzündungen

- ▶ Prävention gegen Diabetes

- ▶ Allgemeine Verbesserung des Gesundheitszustandes

Hilfe bei zahlreichen Krankheiten

Wir haben bereits im Abschnitt über die Ursprünge der ketogenen Ernährung gesehen, dass sie bei der Therapie von Epilepsie eine höchst effektive Anlaufstelle ist. Neben Epilepsie zeigt sich auch ein Nutzen in Zusammenhang mit anderen neurologischen Erkrankungen. Was zudem besonders viel Aufmerksamkeit genießt, sind Aussichten im Einsatz gegen Krebs (Eur J Clin Invest., 2016). Studien zeigen hier einen Rückgang von Tumorzellen bzw. deren gehemmtes Wachstum. Zwar werden nach wie vor Chemotherapien und Operationen in der Behandlung von Krebs favorisiert werden, doch wenn eine ketogene Ernährung hilft, ist dies eine dankbare zusätzliche Komponente und zudem eine Option zur Prävention von Krebs.

Reduktion von Entzündungen

Als weiterer Vorteil ist die hocheffektive Reduktion von Entzündungen zu nennen. Diese eröffnet sogar die Chance, altersbedingter Demenz und Alzheimer entgegenzuwirken. Auch bei Betrachtung der Wirkweise bestimmter Kohlenhydrate festigt sich der Verdacht der entzündungshemmenden Wirkung der Keto-Ernährung. Denn längst ist durchgedrungen, dass Weizen – die meist konsumierte kohlenhydrathaltige Getreideart und in zahlreichen Produkten wie Pizza, Toastbrot und Nudeln enthalten – heutzutage auf den höchsten Ertrag hin gezüchtet und durch den Gehalt sogenannter ATIs der größten Wahrscheinlichkeit nach an der Entstehung von Entzündungen beteiligt ist. Die ketogene Ernährung lässt keinen Platz für solche schädigenden Kohlenhydrate.

Prävention von Diabetes

Diabetes ist auch unter dem Namen Zuckerkrankheit bekannt. Es gibt sie in den verschiedensten Formen, wobei nach Typen wie Typ 1, Typ 2, dem Schwangerschaftsdiabetes sowie vielen weiteren unterschieden wird. Manchmal ist Diabetes erblich bedingt, doch im Großteil der Fälle baut sich die Krankheit bei zuvor gesunden Menschen im Laufe der Jahre auf. Grund dafür ist ein ständiges Rauf und Runter des Blutzuckerspiegels als Reaktion auf häufigen Zuckerkonsum. Nun beugt eine ketogene Ernährung einer für den Körper schädlichen Insulinresistenz der Bauchspeicheldrüse vor und schafft es dadurch, Diabetes vorzubeugen. Eine Heilung von Diabetes ist allerdings – wie auch sonst in der Medizin – nicht möglich.

Allgemeine Verbesserung des Gesundheitszustandes

Durch die bisher drei genannten Aspekte und noch weiterführende Vorzüge tritt alles in allem eine allgemeine Verbesserung des Gesundheitszustandes ein. Beispielsweise hat die ketogene Ernährung weitere positive Auswirkungen in Bezug auf das Herz-/Kreislaufsystem. Dies ist dem Konsum gesunder Fette zu verdanken. Dabei zeigt sich, dass Fettsäuren wie die Omega-3-Fettsäuren und alpha-Linolensäuren, die in gesundem Meeresfisch zum Beispiel enthalten sind, sehr gute Auswirkungen auf das Herz-/Kreislaufsystem haben.

Es wurden Studien zur Mittelmehr-Ernährung bzw. Mittelmeer-Diät gemacht. Eine wurde mit einer halben Million Teilnehmern durchgeführt und wurde im US-Fachblatt „Journal of the American College of Cardiology" veröffentlicht. Die Mittelmeer-Diät zeichnet sich u. a. durch den hohen Konsum an fetthaltigem Fisch aus und liefert damit sehr positive Auswirkungen auf das Herz-/Kreislaufsystem.

Durch die reduzierten Entzündungen und ausbleibenden Leistungsschwankungen kommt es zudem dazu, dass die Lust auf Aktivitäten wie Sport steigt und durch den Gewichtsverlust steigt auch die psychische sowie körperliche Leichtigkeit im Alltag.

Alles in allem sind dies einige der Faktoren, die durch die ketogene Ernährung eine Verbesserung des allgemeinen Gesundheitszustandes hervorrufen.

Die Nachteile: Wieso Keto-Atem & Keto-Grippe nur halb so wild sind

Die zwei häufigsten und ausschlaggebendsten Nachteile der Keto-Ernährung sind der Keto-Atem und die Keto-Grippe. Beide Erscheinungen sind wörtlich zu nehmen: Der Keto-Atem birgt Probleme im Atem-Geruch, die der Bildung der Ketonkörper zu verdanken sind. Wiederum die Keto-Grippe meint zahlreiche auftretende Beschwerden, die ebenfalls im Zusammenhang mit einer Grippeerkrankung auftreten. Doch hinter diesen beiden Nachteilen versteckt sich bei genauerer Betrachtung keineswegs etwas Bedrohliches. Zudem klingen diese Nachteile nach einiger Zeit ab. Schauen wir uns trotzdem an, was in diesen Situationen auf Sie zukommt und wie Sie die Beschwerden lindern können.

Der Keto-Atem: Wenn sich die Ketonkörper spalten

Die ketogene Ernährung sorgt im Körper für eine umfangreiche Heilung. Dies geht aber – insbesondere, falls der Körper zuvor stark vernachlässigt worden war – mit einigen Prozessen einher, die eine Entsorgung der Giftstoffe herbeiführen. Dabei werden einige Giftstoffe über die Nieren abgetragen, andere wiederum über den Atem. Werden diese über den Atem beseitigt, so kommt es zu dem typischen Aceton-Geruch, also einem unangenehmen Mundgeruch. Dieser schwindet allerdings mit der Zeit, sobald der Körper komplett entgiftet ist. Tatsächlich ist der Mundgeruch eine häufig auftretende Erscheinung bei der ketogenen Ernährung in der Umstellungsphase. Da lässt sich nur sagen: Augen zu und durch! Als so schlimm erweist es sich keineswegs, da der Keto-Atem schnell schwindet und zu etwas sehr Gutem beiträgt: Zu der Entgiftung des Körpers und einem sehr guten Gesundheitszustand. Sollte es Ihnen dennoch zu unangenehm sein, dann lässt sich das Problem mit Mundsprays sehr galant lösen. Diese sind auch naturbelassen erhältlich.

Die Keto-Grippe: Die größte Hürde einer Umstellung

Doch der Keto-Atem ist nur eine Randnotiz im Vergleich zu der Keto-Grippe. Hier kann es zu einer Vielzahl an Beschwerden kommen:

▶ Kopfschmerzen

▶ Müdigkeit

▶ Verstopfungen

▶ Durchfall

▶ Konzentrationsstörungen

Dies sind sogar nur Beispiele im Vergleich zu dem, was sonst noch so kommen kann. Allerdings ist die Keto-Grippe kein gefährlicher Zustand. Es handelt sich sogar um keine Grippe, sondern lediglich um eine Ansammlung von Beschwerden. Aufgrund der Ähnlichkeit mit den Symptomen einer Grippe spricht man jedoch von der Keto-Grippe. Sie kann bereits nach einigen Tagen auftauchen und ist die Reaktion des Körpers auf die Ernährungsumstellung. Zwar war der Fettstoffwechsel bereits in frühen Zeitaltern unsere bevorzugte Ernährungsform, doch ist eine Umgewöhnung eingetreten, die heutzutage einen reichhaltigen Kohlenhydratkonsum mit sich bringt. Diese nun erneute Umgewöhnung zum Fettstoffwechsel ist für den Körper wie ein Entzug. Insbesondere im Hinblick auf den in heutigen Nahrungsmitteln reichhaltig enthaltenen Zucker, dem eine süchtig machende Wirkung attestiert wird, wird der Mangel nur allzu deutlich. Allem voran der Zuckermangel ist für zahlreiche Symptome der Keto-Grippe verantwortlich.

Das Allerwichtigste allerdings bei der Keto-Grippe ist:

All diese Symptome und negativen Begleiterscheinungen der Keto-Ernährung sind nur kurzfristig!

Bereits nach einigen Tagen klingen sie ab und an deren Stelle rücken mehr Leistungsfähigkeit und Energie als je zuvor. Ein klarer Verstand und verbesserte Konzentrationsfähigkeiten runden die positiven Auswirkungen der Keto-Ernährung ab. Wichtig ist demzufolge lediglich, die Keto-Grippe durchzustehen. Hierzu einige Tipps:

▶ Meersalz und weitere Salze den Gerichten oder dem Wasser beimischen, um den Mineralienhaushalt im Gleichgewicht zu halten

▶ Viel Wasser trinken

▶ Während der Keto-Grippe das Aktivitätslevel zurückschrauben, um dem Körper nicht noch mehr zuzusetzen

Sobald der Körper wieder mehr Energie hat und die Umstellung vollzogen ist, werden Sie es merken. Eines Morgens werden Sie aufwachen und alle Beschwerden der Keto-Grippe werden Vergangenheit sein, sodass Sie registrieren werden: „Nun kann es endlich richtig losgehen. Die Umstellung ist vollzogen, ich habe neue Energie und kann so die Keto-Ernährung konsequent umsetzen."

Alles Gute hat nun mal seinen Preis. Doch der ist nach einem schnellen Ende der Keto-Grippe flott bezahlt und eröffnet den Weg zu einem Leben mit einer neuen Qualität.

Wie funktioniert die ketogene Diät?

Nun, da wir uns im ersten Kapitel ausgiebig den Hintergründen der ketogenen Ernährung gewidmet haben, möchten wir den Start in die Praxis machen. Dabei werfen wir speziell einen Blick auf die Anwendung der Keto-Ernährung in Zusammenhang mit einer Diät. Denn häufig stellen Personen Ihre Ernährung aus dem Antrieb heraus um, Gewicht abzunehmen. Hier verspricht die ketogene Ernährung eine besonders effiziente und schnelle Diät. Allerdings können Sie die ketogene Ernährung auch ohne das Ziel einer Gewichtsabnahme durchführen. Nämlich eignet sich die Keto-Ernährung ebenso bei normalgewichtigen Personen, um einen gesünderen Lebensstil zu realisieren. Der Keto-Ernährung sind somit keine Grenzen gesetzt. Wichtig ist bei alledem nur, dass Sie auf Ihre Kalorienbilanz achten. Denn diese entscheidet darüber, ob die Keto-Ernährung zu einer Diät, zum Gewichtserhalt oder aber gar zur Gewichtszunahme beiträgt. Wie Sie die Kalorienbilanz leicht im Auge behalten können, werden wir im Folgenden noch genauestens unter die Lupe nehmen. Doch zunächst liegt der Fokus klar auf der ketogenen Ernährung zum Zweck einer Diät.

Wieso ist die Diät ein besonders starker Einsatzbereich?

Wieso die ketogene Ernährung in Zusammenhang mit Diäten so gefragt ist, lässt sich sehr gut aus den im vorigen Kapiteln genannten Vorteilen erschließen. Hinzu kommen die Erwartungen, die nahezu jeder Mensch an eine Diät hat: Sie soll schnell, effektiv, möglichst ohne Beschwerden und nachhaltig sein. Während dies bei zahlreichen Diäten nicht oder nur bedingt der Fall ist, entpuppt sich die ketogene Ernährung im Praxiseinsatz als Volltreffer. Da bereits viele Personen im Internet und außerhalb des Internets öffentlichkeitswirksam von ihren positiven Erfahrungen mit der Keto-Ernährung berichten, steigt deren Ansehen und immer mehr Personen greifen darauf zurück. So kommt es zur Diät als einem besonders starken und angesehenen Einsatzbereich für die ketogene Ernährung.

Vergleich mit anderen Diäten: Über den Kosten-/Nutzenfaktor

Doch die ketogene Ernährung ist längst nicht die einzige Form von Diät, die es gibt. Insbesondere zu heutigen Zeiten, wo die Nachfrage und das Angebot höher denn je sind und der Fitnesstrend äußerst präsent ist, kommen viele Personen auf die Idee, sich an einer Diät zu versuchen – und das in der Regel sogar mehrmals! Funktioniert die eine Diät nicht, dann wird häufig im Nachhinein eine zweite Diät versucht. Doch welche Diät ist nun die beste? Wenn wir aus rein medizinischer Sicht die Sachlage betrachten, gibt es bei gesunden Menschen keine Einwände gegen eine ketogene Ernährung. Sie ist als eine der effektivsten und gesündesten Diätformen anzusehen. Doch es zählt weit mehr als die medizinische Sichtweise. Denn da die erfolgreiche

Umsetzung Ihnen obliegt, fließen auch sehr viele persönliche Faktoren in die Bestimmung, ob eine Diät sinnvoll ist, hinein. Ich stelle Ihnen im Nachfolgenden drei weitere Diäten vor, die ebenfalls den Kohlenhydratkonsum stark einschränken. Wir wagen einen Vergleich zwischen jeder dieser drei Diäten und der Keto-Diät: Wo haben Sie die geringsten Kosten? Wo fällt der Nutzen höher aus? Welche Diät erweist sich als die am besten durchdachte und wirksamste?

Die Low Carb Diät: Vorteil der Ketose entfällt in der Regel

Die Low Carb Diät bildet nahezu identisch die ketogene Ernährung ab, allerdings gibt es einen Unterschied, der nahezu alles verändert: Die Menge an Kohlenhydraten. Da bei der Low Carb Diät bis zu 150 Gramm Kohlenhydrate täglich erlaubt sind, entfällt in der Regel der Vorteil der Ketose bzw. ist diese durch den regelmäßigen Kohlenhydratnachschub nicht durchgehend aufrechterhalten. Dies führt dazu, dass eine derart beschleunigte Fettverbrennung und Entgiftung des Körpers wie bei einer ketogenen Ernährung nicht eintritt.

Somit gehen hier die Punkte an die ketogene Ernährung.

Die Paleo-Diät: Ernährung wie zur Steinzeit

Im Verlaufe des Ratgebers haben Sie bereits zu hören bekommen, dass eine Ernährung wie zu Zeiten der Jäger und Sammler bzw. der Steinzeit seinerzeit positive Auswirkungen auf die Gesundheit der Menschen hatte. Mit der Paleo-Diät wurde analog dazu eine Ernährungsform geschaffen, die sich zum Ziel setzt, exakt die Lebensmittel zu konsumieren, die unsere Vorfahren schon von den Bäumen pflücken oder aber jagen konnten. Da Obst allerdings dazu gehört, kommt es hier meistens zu einem ungeregelten Kohlenhydratkonsum. Weil Obst kurzkettige Kohlenhydrate – also Zucker – enthält, wirkt sich dies sogar auf den Blutzuckerspiegel ungünstig aus. Denn der Körper unterscheidet nicht zwischen industriellem Zucker und Fruchtzucker in der Verwertung. Natürlich ist die Paleo-Diät alles in allem aber eine gesunde Ernährungsumstellung, sofern der Obstkonsum und somit die Zuckerzufuhr auf ein gesundes Maß reduziert werden. Beispielsweise ist das Weglassen von Softdrinks, zuckerhaltigen Lebensmitteln sowie verschiedensten Getreideprodukten aus ernährungsphysiologischer Sicht auch von der deutschen Gesellschaft für Ernährung (DGE) positiv hervorgehoben (Deutsche Gesellschaft für Ernährung, 2019). Aber mit der Geschwindigkeit sowie der heilenden Wirkung auf den Blutzuckerspiegel bei einer Keto-Diät kann die Paleo-Diät nicht mithalten. Im Vergleich gehen die Punkte wieder an die ketogene Ernährung.

Die Atkins-Diät: Mit einem zu hohen Plus an Eiweiß

Bei der Atkins-Diät werden die Kohlenhydrate komplett weggelassen. An deren Stelle rücken mehr Fette und mehr Proteine. Aber exakt der nicht eingegrenzte Konsum an Proteinen birgt die Gefahr einer zu hohen Eiweißzufuhr. Dies kann neben Durchfall zu weitaus schlimmeren

Nebenwirkungen führen. So ist ein schädigender Effekt auf die Nierenfunktion ebenso möglich wie ein Nierenversagen bei Personen, die bereits Nierenschädigungen vorzuweisen haben (Ärzte Zeitung Online, 2018). Aus diesem Grund ist die Atkins-Diät aus medizinischer Sicht alles andere als unbedenklich. Somit siegt die ketogene Ernährung, die den Eiweißkonsum von vornherein entscheidend einschränkt, auch in diesem Vergleich.

Der Vergleich spiegelt teils minimale, teils deutliche Vorteile der ketogenen Ernährung gegenüber anderen kohlenhydratlimitierten Diäten wider. Zudem ist ein entscheidender Vorteil, dass sich die ketogene Ernährung komplett auf natürliche Weise und ohne Nahrungsergänzungsmittel umsetzen lässt. Die Atkins-Diät zum Beispiel sieht den zusätzlichen Konsum von Nahrungsergänzungsmitteln vor. Auch viele andere Diäten, die durch Supplement-Hersteller beworben werden, sind sehr teuer und funktionieren möglicherweise durch die Nahrungsergänzungsmittel schnell und ohne Mangelerscheinungen, doch keineswegs sind sie nachhaltig. Die ketogene Ernährung überzeugt allerdings auch in puncto Nachhaltigkeit.

Über mögliche Erfolge & den Mehrwert

Die Anzeichen verdichten sich immer mehr und zeigen, dass die ketogene Diät die besten Chancen auf nachhaltigen Erfolg bietet. Ehe wir nun immer mehr in die Umsetzung eintauchen, möchten wir zunächst ein bisschen schwärmen. Was bedeutet dies im Klartext?

Nun: Sicher haben Sie mit der ketogenen Diät eigene Ziele oder vielleicht sogar Träume. Eventuell ist Ihr Ziel ein größeres Wohlempfinden oder aber die Traumfigur. In diesem Fall lohnt es sich durchaus, in den eigenen Träumen ein bisschen zu schwelgen. Häufig stempeln Außenstehende das Träumen ab, da dies nicht zielführend sei. Soweit zumindest deren Argumentation. Doch das ist ein Irrtum. Denn in gesundem Maße dienen Träume der Visualisierung und geben uns die notwendige Kraft für eine erfolgreiche Umsetzung der ketogenen Ernährung bzw. Diät. Deswegen widmen wir uns nun gemeinsam kurz der Träumerei und nehmen unter die Lupe, welche Erfolge und neue Lebensqualität Ihnen die ketogene Ernährung bescheren kann.

Gewichtsabnahme

Im direkten Fokus einer Diät steht natürlich die Gewichtsabnahme, die Ihnen zahlreiche neue Spielräume eröffnet:

▶ Stellen Sie sich vor, wie es wäre, wenn Sie im Modegeschäft nahezu jedes Kleidungsstück Ihrer Wahl passend wählen könnten!

▶ Führen Sie sich vor Augen, wie eventuelle Hemmungen, die Sie aufgrund Ihres Gewichtes aktuell haben, verschwinden!

▶ Nehmen Sie die sich öffnenden Türen im sozialen Zusammenleben wahr, die das gesunkene Gewicht mit sich bringt!

Gesundheit

Dass eine Gewichtsabnahme – sofern sie nicht radikal oder unter Vitaminmangel erfolgt –dazu beiträgt, die Gesundheit zu verbessern, haben wir nun eingehend diskutiert. Vielleicht leiden Sie unter gesundheitlichen Beschwerden? Dann stellen Sie sich vor, wie diese dank der Keto-Diät schwinden und Ihnen ein großes Wohlempfinden verschaffen:

▶ Der Blutdruck sinkt und Sie leiden nicht mehr oder nur noch stark vermindert unter Kopfschmerzen!

▶ Verdauungsprobleme und Magenverstimmungen gehen zurück, wodurch Sie über den ganzen Tag verteilt bessere Konzentration und Leistungsbereitschaft aufweisen!

▶ Gelenkschmerzen und muskuläre Probleme gehen durch die entzündungshemmende Wirkung der Keto-Ernährung eventuell ebenfalls zurück!

Soziales

Wie schon im Punkt „Gewichtsabnahme" angeschnitten, haben schlankere Menschen im sozialen Miteinander oftmals Vorteile. Zwar ist dies nicht im Sinne eines gesunden Miteinanders, dass übergewichtige Menschen ausgegrenzt werden, doch passiert dies leider des Öfteren. Die ketogene Diät verschafft Perspektiven, dies zu ändern:

▶ Sie können in Schwimmbäder, Saunen und an zahlreiche andere Orte gehen und nun positiv Aufmerksamkeit erregen!

▶ Die Menschen begegnen Ihnen viel offener und mit weniger Vorurteilen, woraufhin Sie leichter Kontakt knüpfen können!

▶ Sie erreichen unter Umständen beruflich Ihre Ziele bedeutend schneller, da Sie von vielen Seiten mehr Unterstützung erfahren.

Verstehen Sie den Sachverhalt bitte wie folgt: Die ketogene Diät ist kein Allheilmittel. Aber sie hat unbestreitbare Vorteile, die bereits minutiös besprochen wurden. Diese Vorteile eröffnen Ihnen, wie Sie in den drei Punkten „Gewichtsabnahme", „Gesundheit" und „Soziales" sehen konnten, viele neue Türen. Dabei zeigt sich auch, dass übergewichtige Menschen gesellschaftlich oftmals benachteiligt sind. Dies ist kritisch und lässt Zweifel an den heutigen Idealen aufkommen, doch das Blatt lässt sich nun mal nicht wenden. Mit einer Keto-Diät jedoch werden Sie selbst aktiv und schlagen einen Weg in die Richtung ein, die Ihnen ein gesünderes und unbeschwertes Leben eröffnet.

Von diesen drei Faktoren hängt der Erfolg hauptsächlich ab!

Bevor wir im nächsten Kapitel in die Praxis einsteigen, verschaffen wir uns zum Abschluss des Kapitels einen Überblick über die drei Hauptfaktoren, die zur erfolgreichen Umsetzung der ketogenen Ernährung unverzichtbar zu beachten sind. Sollte einer der Faktoren vernachlässigt werden, bricht das gesamte Konstrukt wie ein Kartenhaus zusammen. Nehmen Sie deswegen einen Zettel mit Stift zur Hand und notieren Sie das Wichtigste zu den drei folgenden Punkten, sodass Sie es bereits vor Beginn Ihrer Ernährungsumstellung fest vor Augen haben.

Faktor #1: Nährstoffverteilung

Aspekt Nummer 1 ist die Nährstoffverteilung, die unter anderem darüber bestimmt, ob es überhaupt zu einem konstanten Wechsel in den Fettstoffwechsel kommt. Hier sieht die Verteilung der Nährstoffe eine strikte Limitierung der Kohlenhydrate vor und hat zudem für die Einnahme von Eiweiß eine gesunde Grenze. Dafür allerdings dürfen Sie bei Fetten freier gewähren:

- ▶ Fette: 80 – 85 %

- ▶ Eiweiß: 15 %

- ▶ Kohlenhydrate: 0 – 5 %

Wie schaffen Sie es nun, die Prozentzahlen einzuhalten? Hierzu müssen Sie ein bisschen einfache Mathematik anwenden. Daran kommen Sie leider nicht vorbei. Diese einfache Mathematik sieht wie folgt aus:

Sie ermitteln zunächst, wie viele Kalorien Sie täglich zu sich nehmen müssen. Wie Sie dies tun, erfahren Sie im übernächsten Punkt „Kalorienbilanz". Gehen wir der Einfachheit halber von 2.000 Kalorien täglich aus. Diese 2.000 Kalorien stellen ein Ganzes Ihrer täglichen Ernährung dar, was in Prozent also 100 ausgedrückt wird. Wenn Sie nun erfahren möchten, wie viele Kalorien 1 Prozent sind, dann müssen Sie lediglich die 2.000 durch 100 teilen:

2.000 : 100 = 20

Wenn Fette 80 bis 85 Prozent Anteil an der täglichen Ernährung haben dürfen, dann multiplizieren Sie nun die 20 – die ein Prozent darstellen – mit 80 und 85:

20 x 80 = 1.600

20 x 85 = 1.700

Somit wissen Sie nun Bescheid, dass der Anteil der Fette bei einer Gesamtkalorienzufuhr von 2.000 Kalorien zwischen 1.600 und 1.700 Kalorien liegen darf. Doch was bedeutet dies genau? Dürfen Sie nun 1.700 Gramm Fett essen? Nein. Dies wäre fatal. Tatsache hat 1 Gramm Fett nämlich 9,1 kcal. Mit diesem Wissen können Sie nun den genauen Anteil von Fett in Gramm ermitteln und so bei der Wahl der Lebensmittel berechnen. Dies gestaltet sich wie folgt:

Sie teilen die 1.600 und 1.700 erlaubten Kilokalorien je ein Mal durch die 9,1 Kilokalorien, die 1 Gramm Fett hat:

1.600 : 9,1 ~ 175,8

1.700 : 9,1 ~ 186,8

Nun ist dies des Rätsels Lösung: Sie dürfen zwischen 175,8 und 186,8 Gramm Fett mit der täglichen Nahrung zu sich nehmen. Denn dies entspricht in ungefähr 80 bis 85 Prozent Anteil an der gesamten Kalorienzufuhr.

So rechnen Sie mit den Eiweißen weiter. Da aber 1 Gramm Eiweiß weniger Kalorien als Fett hat, nämlich 4,3 Kalorien, verändert sich die Rechnung ein Stück weit:

I.   Zunächst multiplizieren Sie die 20 Kalorien, die 1 Prozent darstellen, mit den erlaubten 15 % Eiweiß. Es kommen als Ergebnis 300 Kalorien durch Eiweiß heraus.

II. Um nun die Menge an Eiweiß in der täglichen Ernährung in Gramm zu ermitteln, teilen Sie die 300 Kalorien durch 4,3 Kalorien, die ein Gramm Eiweiß enthält. Ergebnis: ca. 69,8.

III. Somit steht fest, dass Sie 69,8 Gramm Eiweiß in der täglichen Ernährung haben dürfen.

Zu guter Letzt die Kohlenhydrate als Beispiel: Hier haben wir 0 bis 5 Prozent. Da 0 Prozent 0 Gramm entsprechen – schließlich ist nichts immer nichts, egal in welcher Einheit – müssen wir nur noch die 5 Prozent in Gramm umrechnen, um die tägliche Kohlenhydratmenge entsprechend anzupassen. Hierzu dasselbe Vorgehen wie bisher immer. Ausgehend von 2.000 Kalorien täglich benötigter Energiemenge errechnen wir wieder 20 Kalorien als ein Prozent. Damit arbeiten wir bei den Kohlenhydraten weiter wie bei den Proteinen zuvor:

I.   20 x 5 erlaubte Prozent = 100 Kalorien durch Kohlenhydrate täglich

II. 100 Kalorien durch 4,3 Kalorien, da 1 Gramm Kohlenhydrate wie die Proteine 4,3 Kalorien enthält. 100 : 4,3 ~ 23,3.

III. Wir dürfen maximal 23,3 Gramm Kohlenhydrate am Tag konsumieren. Da sich dies unter dem immer geltenden Maximum von 50 Gramm für eine erfolgreiche Ketose bewegt, lässt sich die Zahl übernehmen.

So gilt für eine Person mit einem Kalorienbedarf von 2.000 Kalorien täglich bezüglich der erlaubten Mengen für die einzelnen Nährstoffe:

▶ Fette: ungefähr 175 bis 186 Gramm täglich

▶ Eiweiß: knapp 70 Gramm täglich

▶ Kohlenhydrate: maximal ca. 23 Gramm täglich

Wenn Sie nun durch den Supermarkt streifen und Ihre Lebensmittel auswählen, dann sollten Sie darauf Rücksicht nehmen, sich immer im Rahmen dieser Mengenangaben zu bewegen. Und in Ihrer gesamten täglichen Ernährung sollten Sie insgesamt auf die oben benannten Mengen kommen. Wollen Sie abnehmen, dann müssen Sie Ihren täglichen Kalorienbedarf sogar reduzieren. Denn nur, wenn dem Körper weniger Energie zugeführt wird, als er verbraucht, kann er in diesem Defizit auch abnehmen. Dazu allerdings mehr im Punkt „Kalorienbilanz", der als übernächstes kommt.

Was Sie bis jetzt gelernt haben sollten, ist, die benötigten Nährstoffe von prozentualer in die Mengenangabe in Gramm umzurechnen, da dies für eine Auswahl der Lebensmittel in den passenden Mengen entscheidend ist. Doch neben den passenden Mengen ist bei der Lebensmittelauswahl auch etwas anderes immens wichtig.

Faktor #2: Lebensmittelauswahl

Es kommt hier auf den Faktor Qualität an. Während Sie die Mengen nun wissen, kommt der Qualität der Lebensmittel eine immense Bedeutung zu. Denn ebenso wenig wie Fettsäuren gleich Fettsäuren sind, sind Eiweiße gleich Eiweiße. Hierzu eine Einstimmung auf den Unterschied:

▶ Fettsäuren: Gesättigt, ungesättigt, mehrfach ungesättigt oder Transfett?

▶ Eiweiße: Wie fällt die biologische Wertigkeit aus?

▶ Kohlenhydrate: Wie komplex ist der Aufbau?

Auch hier tauchen wir ganz leicht in die Biochemie ein, um Sie für die richtige Lebensmittelauswahl zu sensibilisieren, die Sie in Kapitel 5 ganz präzise lernen werden.

Fettsäuren: Das größte Übel Transfett

Transfettsäuren gibt es in Zusammenhang mit Pommes Frites sowie etlichen Fertigprodukten. Sie haben eine chemische Struktur und einen derart hohen Schmelzpunkt, dass es dem Körper schwerfällt, sie abzubauen. Folglich siedeln sie sich vermehrt an Gefäßwänden an und werden mit zunehmendem Konsum mit höherer Wahrscheinlichkeit Verursacher von Herz-/Kreislauferkrankungen oder gar schlimmer Notfälle sein. Nach den Transfettsäuren kommen die ungesättigten, mehrfach ungesättigten sowie gesättigten Fettsäuren, die allesamt in der natürlichen Nahrung auftauchen. Ein Plus an ungesättigten Fettsäuren ist dabei immer ratsam, wobei die Wissenschaft mittlerweile auch hier verschiedene Ansichten und Argumente hervorbringt. Gesättigt, ungesättigt sowie mehrfach ungesättigt hin oder her: Ohne in die Thematik allzu tief einzutauchen, werden Sie in Kapitel 5 Lebensmittel vorgestellt bekommen, die bei einem abwechslungsreichen Konsum zu einem insgesamt gesunden Fettsäurenprofil in Ihrer täglichen Ernährung beitragen werden.

Eiweiße: Es ist nicht alles Gold, was glänzt

Eiweiße bieten die größte Stolperstelle bei der Lebensmittelauswahl. Denn während Personen bei Fetten und Kohlenhydraten in der Regel über Unterschiede hinsichtlich der Qualität aufgeklärt sind, ist dies bei Eiweißen weniger der Fall. Hier ist die biologische Wertigkeit zu beachten. Und zwar besteht jedes Eiweiß aus mehreren Aminosäuren. Dabei sind einige Aminosäuren essenziell, was bedeutet: Der Körper braucht sie, um Eiweiße zu verwerten. Bekommt er sie mit der zugeführten Nahrung nicht, dann kann er damit nichts anfangen. Folglich sind Eiweiße mit der idealen Aminosäurenkonstellation immer die geeignete Wahl. Dies trifft allem voran auf tierische Produkte zu. Hierbei geht man beim Ei von 100 % biologischer Wertigkeit aus, während die verschiedenen Fleischsorten folgen. Eiweiße aus pflanzlichen Quellen wie Vollkorn, Linsen oder aber Hülsenfrüchten haben nur eine geringe biologische Wertigkeit. Zudem enthalten sie Kohlenhydrate, weswegen sie für die Keto-Ernährung entfallen.

Kohlenhydrate: Wenn, dann möglichst langkettig

Kohlenhydrate sind bei der Keto-Diät nahezu komplett tabu. Doch wenn die geringe erlaubte Menge an Kohlenhydraten am Tag konsumiert wird, sollten Sie diese aus langkettigen Kohlenhydraten zu sich nehmen. Wieso langkettig und was bedeutet dies?

Nun: Kohlenhydrate bestehen aus Zuckermolekülen. Dabei gilt: Je mehr Zuckermoleküle aneinandergereiht sind, desto langkettiger sind die Kohlenhydrate und desto komplexer sind sie im Aufbau. Wenn wir uns Zucker als Beispiel vor Augen führen: Dieser ist niedermolekular und hat das Problem, dass er schnell in die Blutlaufbahn aufgenommen wird. Dies führt dazu, dass der Blutzuckerspiegel ansteigt. So werden wir kurzzeitig aktiver und eventuell sogar unkonzentrierter, weil wir einen Energieschuss bekommen haben. Aber so schnell der Blutzucker angestiegen ist, fällt er wieder ab, da der Einfachzucker schnell verstoffwechselt ist. Deswegen ist Zucker ungesund und letzten Endes für den menschlichen Körper sogar unbrauchbar, weswegen man sogar von sogenannten leeren Kalorien spricht. Nehmen wir hingegen anstelle des Zuckers ein Vollkornbrot: Dieses ist wesentlich komplexer aufgebaut. Hier reihen sich bis zu tausend Moleküle von Zucker aneinander und sorgen dafür, dass der Körper erst in kürzere Ketten spalten muss, ehe er die komplexe Struktur zum Zucker zerlegt hat. Dieser Prozess der Spaltung beginnt durch den Speichel bereits im Mund und setzt sich bis in die Magenstrukturen fort. Aufgrund des Spaltungsprozesses schießen die komplexeren Kohlenhydrate nicht sofort ins Blut, sondern werden in der Leber eingespeichert sowie in den Muskeln ebenfalls als Glykogen. Sollte der Körper nun Energie brauchen, wird ihm diese langsam zur Verfügung gestellt, indem das Glykogen schrittweise als Zucker in die Blutbahn abgegeben wird. Dies ist die für den Blutzuckerspiegel und für die Bauchspeicheldrüse, die an der Verwertung des Zuckers beteiligt ist, bei weitem gesündere Variante.

Aus diesem Grund gilt – da die Keto-Ernährung auch den Blutzuckerspiegel therapieren soll – ausschließlich langkettige Kohlenhydrate zu konsumieren, falls die erlaubten maximal 50 Gramm Kohlenhydrate täglich in Anspruch genommen werden. Langkettige Kohlenhydrate finden Sie hauptsächlich in Vollkornprodukten vor, wie es bei Vollkornnudeln, Brot und Brötchen der Fall ist.

Zwar enthalten auch Kartoffeln und Weizenprodukte komplexere Kohlenhydrate, doch geht es hierbei hauptsächlich um die sogenannte Stärke. Diese ist bei weitem nicht mit dem Aufbau der langkettigen Kohlenhydrate in Vollkornprodukten zu vergleichen, da sie lediglich eine Aneinanderreihung von zwanzig bis dreißig Zuckermolekülen beinhaltet. Dies wirkt sich auch ungünstig auf den Blutzuckerspiegel aus, da der Körper diese Kohlenhydrate sehr schnell spaltet. Somit ist ausschließlich auf Vollkornprodukte zu setzen..

Exkurs „Alkohol": Was ist erlaubt, was nicht?

Wie bereits versprochen, werden Sie nun nähere Tipps dazu erhalten, welche Produkte mit Alkoholgehalt ausnahmsweise hin und wieder in Frage kommen. Die empfohlene Menge haben Sie bereits mitgeteilt bekommen: Hier gibt es von der medizinischen Seite und von anderen Seiten aus keine einheitlichen Linien, da Studien komplett Gegensätzliches belegen und über die Wirkung eines moderaten Alkoholkonsums ebenfalls Unklarheiten bestehen. Da aber Alkohol ein Genussmittel ist, welches gern in gesellschaftlicher Runde oder mit dem Partner an ausgewählten Abenden beim gemeinsamen Kochen konsumiert wird, wäre ein kompletter Verzicht zusätzlich zu dem Verzicht auf Kohlenhydrate eine große Entbehrung. Da bestimmte Produkte mit Alkoholgehalt der Keto-Ernährung nicht im Wege stehen, ist ein moderater Konsum kein Verstoß gegen die Regeln der Diät. Was als moderat gilt? Wir legen uns auf zwei Gläser pro Woche fest. Wenn Sie also demnächst mit Ihrem Partner ein leckeres Keto-Gericht kochen – Sie werden noch zahlreiche Rezepte erhalten – dann spricht nichts gegen 2 Gläser Wein am Abend. Auch andere Produkte mit Alkoholgehalt kommen in Frage. Welche dies sind und was Sie auszeichnet, erfahren Sie in dem folgenden kurzen Überblick.

Bier: Die große Sünde bei der Keto-Ernährung

Sind Sie ein Fan von Bier, dann müssen Sie nun ganz stark sein: Bier ist eines der kohlenhydrathaltigsten Alkoholprodukte, die es gibt. Es wird aus Getreideprodukten gewonnen und hat somit zurecht sogar seine alternative Bezeichnung als „flüssiges Brot". Hinzu kommt, dass der Alkoholgehalt im Vergleich zu anderen alkoholhaltigen Getränken geringer ist. Dies führt dazu, dass meistens hohe Mengen verzehrt werden. Dies wiederum erhöht die Kohlenhydratzufuhr und verpasst der Keto-Diät einen herben Dämpfer. Noch viel schlimmer sind Mischbiere, da Sie Zuckerzusätze aufweisen. Zwar stellt kohlenhydratarmes Bier eine Alternative dar, jedoch ist dieses schwer auffindbar und es droht eine Verwechslungsgefahr mit anderen Biersorten.

Fazit: Bier ist in der Keto-Diät zu meiden. Können Sie sich von vornherein darauf festlegen, dass es bei einem Bier bleibt, dann sei es Ihnen gestattet, dieses zu sich zu nehmen. Doch da eines schnell zum anderen führt, sind andere alkoholhaltige Getränke wahrlich die bessere Option.

Wein: Viele Sorten, viele Aussagen

Dadurch, dass es viele verschiedene Weinsorten gibt, existieren viele Unterschiede in deren Kohlenhydrat. Bereits Rotwein und Rotwein können stark unterschiedliche Kohlenhydratgehalte aufweisen, geschweige denn der Vergleich Rot- und Weißwein. Grundsätzlich ist Rotwein immer die beste Weinsorte im Hinblick auf kohlenhydratlimitierte Ernährung und gesundheitlich positive Auswirkungen. So erweist sich der Gehalt an Antioxidanten, Polyphenolen und Resveratrol als sehr gut für das Herz-/Kreislaufsystem. Falls Sie sich für Rotwein entscheiden, dann sollten trockene Weine Ihre erste Anlaufstelle sein, da diese aus noch nicht voll reifen Trauben gewonnen werden, die einen geringeren Zuckergehalt haben.

Was Weißwein angeht, so gibt es genug gesundheitliche Gründe zum Konsum wie beispielsweise den höheren Gehalt an Antioxidanten gegenüber Rotwein. Doch ist Weißwein durch die Bank weg zuckerhaltiger als Rotwein. Lediglich Sekt und Pino Blanc bilden eine Ausnahme und haben einen geringeren Kohlenhydratgehalt.

Fazit: Wein darf es gern sein, sofern Sie die richtigen Sorten wählen. Hier kommt Ihrem Körper bei moderatem Konsum sogar der Gehalt an Antioxidanten und weiteren gesunden Wirkstoffen entgegen.

Spirituosen: Ungemischt & in geringen Mengen

Spirituosen wie Whisky, Scotch und Vodka werden zwar aus Getreideprodukten gewonnen, doch enthalten sie keine Kohlenhydrate. Dies bedeutet, dass Sie rein theoretisch frei wählen können. Allerdings ist wichtig, dass Sie bei Mischen aufpassen, dass diese keine Kohlenhydrate enthalten. Hier gibt es insbesondere beim Vodka bereits fertige Mischen zum Kauf, die allerdings oftmals zugesetzten Sirup und somit eine Menge an Kohlenhydraten haben. Dementsprechend gilt: Pur, oder gar nicht trinken! Außerdem kommt bei Spirituosen erschwerend hinzu, dass diese einen besonders hohen Alkoholgehalt von in der Regel zwischen 37,5 und 45 % haben. Da Alkohol 7,1 Kalorien pro Gramm enthält und auch dies leere sowie für den Körper unbrauchbare Kalorien sind, ist hier der Konsum idealerweise noch stärker auf ein Glas pro Woche einzugrenzen.

Fazit: Mit noch mehr Achtung für eine moderate Menge werden Spirituosen der Keto-Diät keineswegs im Wege stehen, sofern pur getrunken wird.

Alkohol ist dennoch nicht empfehlenswert!

Zum Ende des Punktes „Alkohol" soll allerdings nochmals betont werden, dass Alkohol keineswegs im Rahmen einer ketogenen Ernährung empfohlen ist. Bei den Erläuterungen zu Bier, Wein und Spirituosen handelt es sich lediglich um Empfehlungen, was Sie konsumieren sollten, wenn Sie auf den Alkohol nicht verzichten möchten. Sofern Sie allerdings kein Problem mit dem Verzicht auf Alkohol haben, sind Sie mit einem Verzicht besser beraten. Denn dadurch profitiert Ihr Körper in vielfacher Weise:

- ▶ Weniger zusätzliche Kalorien!

- ▶ Bessere Fettverbrennung!

- ▶ Kein Kater & besseres Empfinden!

Nun ist Ihnen klar, was in Sachen Lebensmittelauswahl und Alkohol die ideale Marschroute ist. Gehen wir nun zur Kalorienbilanz über...

Faktor #3: Kalorienbilanz

Zu guter Letzt erfolgt die Betrachtung der Kalorienbilanz. Sie müssen an dieser Stelle noch ein Mal rechnen. Aber es ist erneut eine einfache Rechnung. Wenn Sie den Dreh erstmal raushaben, ist der Rest nur noch Formsache. Der Sachverhalt stellt sich wie folgt dar:

Wenn Sie eine Diät machen oder aber Ihr Gewicht halten wollen, dann müssen Sie im Bilde sein, was für einen Grundbedarf Sie haben. Der Grundbedarf lässt sich auf verschiedene Weisen ermitteln:

▶ Trial & Error: Sie ernähren sich einfach wie gewohnt und gucken, ob Sie zu- oder abnehmen. Dies ist der schlechteste Weg.

▶ 24 Kalorien pro Kilogramm Körpergewicht + Leistungsumsatz

Der letzte Weg ist der beste und relativ einfach umsetzbar. Sie wiegen sich und kennen dann Ihr Gewicht. Gehen wir von einem Gewicht von 80 kg aus. Mit 80 kg x 24 kcal sind Sie bei einem Grundumsatz von 1.920 Kalorien pro Tag. Doch dies ist nur Ihr Grundumsatz; also das, was der Körper bei völliger Ruhe verbraucht. Zusätzlich ermitteln Sie noch den Leistungsumsatz, der durch Aktivitäten hinzukommt. Um diesen zu ermitteln, gibt es drei Wege. Wir nehmen den einfachsten:

▶ Für leichte Aktivitäten rechnen Sie mit 1/3 des Grundumsatzes; also 1.920 x 1/3 = 640.

▶ Für mittelschwere Aktivitäten wählen Sie 2/3 des Grundumsatzes; also 1.920 x 2/3 = 1.280.

▶ Bei sehr schwerer Aktivität entscheiden Sie sich für den kompletten Grundumsatz als Leistungsumsatz; also 1.920.

Dies bedeutet, dass Sie beispielsweise als Büroangestellte mit 80 kg Körpergewicht ein niedriges Aktivitätslevel hätten und somit den bereits ermittelten Grundbedarf 1.920 + Leistungsumsatz 640. Dies ergäbe einen Gesamtbedarf von 2.560 Kalorien täglich.

Möchten Sie nun Ihr Gewicht halten, dann müssen Sie zwischen Energiezufuhr durch Ernährung und Energieverbrauch durch Aktivitäten ein Gleichgewicht schaffen. Dies geschieht, indem Sie bei einem Bedarf von 2.560 Kalorien eben jene 2.560 Kalorien dem Körper per Nahrung zuführen. Sollten Sie abnehmen wollen, dann müssen Sie den Körper dazu bringen, aus den Fettreserven zu zehren. Dies geschieht nur in einer Mangelsituation. Diese hat der Körper, wenn er sich in einem Kaloriendefizit befindet. Sollten Sie also weniger zu sich nehmen, als Sie verbrauchen, dann nehmen Sie ab. So einfach ist das. Und exakt dies ist der Knackpunkt bei einer jeden Diät: Es muss zu einem Kaloriendefizit kommen, sonst nehmen Sie niemals ab.

Doch wie hoch soll das Kaloriendefizit ausfallen?

Ein moderater und gesunder Beginn ist ein Minus von 500 Kalorien in der Tagesbilanz. Dies bedeutet im obigen Rechenbeispiel in Diätzeiten anstelle der 2.560 Kalorien 2.060 Kalorien. Sollten Sie nach einer Woche keine Veränderung merken, empfiehlt sich eine nochmalige Senkung des Defizits, da die Rechnung nur ungefähr ist und auch ein falscher Kalorienbedarf errechnet werden kann. Sobald Sie mit einer bestimmten Kalorienzufuhr konstant abnehmen, machen Sie alles richtig. Bedenken Sie, dass sich mit der Zeit der Diät der Kalorienbedarf durch das abnehmende Gewicht senkt, weswegen Sie die tägliche Kalorienzufuhr während Diätzeiten in regelmäßigen Abständen neu errechnen und anpassen sollten. Sofern Sie diese Grundlagen beachten, steht der geglückten Keto-Diät kaum noch etwas im Wege.

Nun sind Sie bereit, um in die Keto-Ernährung zu starten.

WIE FUNKTIONIERT DIE KETOGENE DIÄT?

Der Anfang als Herausforderung: Wie gelingt der Einstieg in die Ernährungsumstellung?

Ganz getreu dem Motto „Aller Anfang ist schwer." ist Thema dieses Kapitels, wie Sie erfolgreich in die Keto-Ernährung einsteigen und diese auch mit Erfolg in die Tat umsetzen. Dabei widmen wir uns zunächst der optimalen Planung, die der Grundstein für eine gelungene Umsetzung ist. Denn nur wenn Sie sich einen klaren Fahrplan setzen und wissen, welcher Schritt immer der nächste ist, gelingt es Ihnen, die Schritte qualitativ hochwertig und ohne Stress zu gehen. Anschließend widmen wir uns in diesem Kapitel einem anderen wichtigen Punkt, nämlich dem Einstieg: Wie entwickeln Sie die richtige Einstellung und die mentale Stärke zum Durchziehen der Keto-Ernährung? Auch nehmen wir gemeinsam in diesem Teilkapitel Methoden zur Visualisierung unter die Lupe, mit denen Sie Übersicht in Ihre gewählten Lebensmittel und aufgestellten Pläne bringen. Zum Abschluss dieses Kapitels setzen wir uns mit 5 Anfängerfehlern auseinander. Denn wie ein kluger Mensch einst sagte: „Der Weise lernt aus den Fehlern anderer und nicht aus seinen eigenen "Am Ende dieses Kapitels steht für Sie eine allumfängliche Beratung, um den Start in den ersten Tagen mit all seinen Hürden bei der Keto-Diät zu meistern.

Die optimale Planung: Zyklen & deren Dauer festlegen

Bis hierhin mag es sich vielleicht so angehört haben, als ließe die ketogene Ernährung wenig Raum zur Flexibilität. Doch tatsächlich gibt es mehrere Möglichkeiten zur Durchführung. Dies ist zum einen als dauerhafte Ernährungsform. Zum anderen aber – exakt hierauf liegt unser Fokus –gibt es die Variante als Diät, wobei es eine Standard-Variante gibt und zusätzlich die Option der zyklischen ketogenen Ernährung. Im Folgenden erfahren Sie, was die Keto-Ernährung in Zyklen überhaupt vorsieht. Anschließend erhalten Sie wichtige Hinweise, die Ihnen helfen werden, zu entscheiden, ob Sie die Standard-Diät oder aber die zyklisch ketogene Diät für Ihre Zwecke auswählen.

Was es bedeutet, sich „zyklisch ketogen" zu ernähren

Die zyklische ketogene Ernährung stellt eine Besonderheit dar. Nämlich sieht sie in ihrem Plan Raum für den Konsum von Kohlenhydraten vor. Im Gegensatz zu einer strengen ketogenen Diät ist hier also mehr Flexibilität für die Wahl der Lebensmittel und einen abwechslungsreichen Speiseplan gegeben. Die Bezeichnung „zyklisch" verrät, dass Sie sich nur in bestimmten Zyklen – also Zeiträumen – ketogen ernähren. Dies hat seine Vor- und Nachteile, jedoch ist es alles in allem leichter, die zyklisch ketogene Ernährung langfristig durchzuhalten.

Wieso eine dauerhafte ketogene Ernährung falsch wäre

Eine dauerhafte ketogene Ernährung ist schlichtweg falsch. Was bereits in der menschlichen Vorstellung schwer begreifbar ist – ein Leben ohne Kohlenhydrate; also ohne Brot, Nudeln, Reis, diverse Aufstriche, Obst etc. – entpuppt sich ebenfalls aus medizinischer bzw. biologischer Sicht als unklug. Folgende Gründe sprechen dagegen, sich dauerhaft ketogen zu ernähren (vgl. Primal-State):

- ▶ Verwertung der Kohlenhydrate verschlechtert sich

- ▶ Mucus-Schicht als Schutz für Knochen, Knorpel und Gelenke wird reduziert gebildet

- ▶ Durchhaltevermögen fällt geringer aus

- ▶ Auswirkungen auf diverse Hormone und Organe noch nicht bekannt

Zur Verwertung der Kohlenhydrate sind im Körper Hormone, Enzyme, Transporter und weitere Bestandteile erforderlich. Werden diese im Rahmen einer dauerhaft ketogenen Ernährung nicht mehr benötigt, dann werden sie nach und nach abgebaut. Dies führt dazu, dass der Körper die Verwertung von Kohlenhydraten gewissermaßen verlernt. Gleiches passiert übrigens, wenn man das Fett komplett aus der Ernährung ausschließt. Dies wäre sogar noch viel schlimmer, da der Körper Fette zur Verwertung von Vitaminen benötigt und ohne Fette die Gesundheit stark angeschlagen wäre.

Ein weiterer negativer Effekt der langfristigen ketogenen Ernährung sind die Auswirkungen auf die Mucus-Schicht und die Schleimhaut. Diese haben üblicherweise die Aufgabe die Knochen, Knorpel und Gelenke des menschlichen Körpers wie ein Schmiermittel zu umgeben und bei Belastungen zu schützen. Ist dieses Schmiermittel nicht vorhanden, dann ist der Mensch anfälliger für Verletzungen. Problem bei der ketogenen Ernährung ist, dass der Mangel an Kohlenhydraten die Bildung der Mucus-Schicht sowie der umliegenden Schleimhaut erschwert.

Auch müssen wir uns neben den medizinischen und biologischen Fakten die mentale Komponente vor Augen führen: das Durchhaltevermögen. Zwar ist es bei einer dauerhaften ketogenen Ernährung bzw. einer mehrmonatigen strengen Keto-Diät so, dass Sie sich mit der Zeit daran gewöhnen und hauptsächlich Vorteile daraus schöpfen. Dies wird Ihr Durchhaltevermögen stärken. Ebenso werden Ihnen die zahlreichen Methoden in diesem Buch dabei helfen, die Keto-Diät erfolgreich durchzuziehen. Doch zweifellos ist es bei einer zyklischen ketogenen Ernährung noch leichter. Denn hier müssen Sie nur in Zyklen auf Kohlenhydrate merklich verzichten. Das Auffüllen mit Kohlenhydraten zwischendurch erleichtert Ihnen eine konsequente Keto-Ernährung.

Zu guter Letzt sei erwähnt, dass die Forschung und Medizin zwar Langzeit-Experimente zur ketogenen Ernährung gemacht haben. Aber wirklich gewiss ist vielerlei noch nicht. So sind Langzeitauswirkungen auf zahlreiche Hormone, Organe und weitere Bestandteile des Körpers nicht bekannt bzw. nur dürftig bekannt. Es konnte bereits im Hinblick auf die Hormone bei beispielsweise Östrogen nachgewiesen werden, dass der Anteil dieses Hormons bei einer dauerhaften ketogenen Ernährung sinkt. Dies sollte zur Vorsicht animieren und die zyklische ketogene Ernährung in den Vordergrund rücken.

Diese Zyklen sind empfehlenswert

Die Entscheidung liegt bei Ihnen: Sie haben die Wahl zwischen einer dauerhaften und einer zyklischen ketogenen Ernährung. Auch können Sie selbst die eine Variante und die andere ausprobieren und ein bisschen experimentieren. In diesem Fall ist es jedoch angeraten, dass Sie sowohl die strenge als auch zyklische ketogene Ernährung jeweils einige Monate ausprobieren, um sich eine vollständige und korrekte Meinung über beide Ernährungsweisen bilden zu können. Sie wissen bereits, wie eine standardmäßige Keto-Ernährung bzw. -Diät funktioniert. Hier konsumieren Sie über einen Zeitraum Ihrer Wahl konsequent maximal 50 Gramm Kohlenhydrate täglich. Doch nun stellt sich die Frage danach, wie die zyklische ketogene Ernährung funktioniert. Damit Sie auch diese Keto-Form praktizieren können, werfen wir einen Blick auf die verschiedenen möglichen Zyklen.

Zum Glück ist der Blick auf die Gestaltung der Zyklen schnell erledigt: Da es keine einheitlichen Vorgaben gibt, steht Ihnen die Entscheidung und Planung weitestgehend frei. Allerdings ist es im Internet und bei zahlreichen praktizierenden Personen gang und gäbe, über fünf bis sechs Tage in der Woche die Standard-Keto-Ernährung einzuhalten und an den restlichen zwei Tagen bzw. dem restlichen einen Tag auf eine höhere Kohlenhydrat-Zufuhr zu setzen. Somit könnte ein Wochenplan beispielsweise vom Grundgerüst her so aussehen:

▶ Montag bis Samstag: Keto-Ernährung

▶ Sonntag: Refeed-Day (Gesteigerte Kohlenhydrataufnahme)

Natürlich müssen Sie hierbei darauf achten, dass Sie die Kohlenhydrate aus gesunden Quellen aufnehmen. So würden sich durch einen vermehrten Zuckerkonsum leere Kalorien ergeben, die ungünstige Auswirkungen auf den Blutzuckerspiegel sowie die Fettverbrennung haben. Auch Weizenprodukte und Kartoffeln erweisen sich als keineswegs geeignete Wahl im Hinblick auf die Auswirkungen auf den Blutzuckerspiegel. Empfehlenswert sind daher für die Refeed-Days stets Vollkornprodukte.

So gelingt der optimale Einstieg

Nun sind Sie über die zwei wichtigen Möglichkeiten, die Keto-Diät bzw. Keto-Ernährung durchzuführen, informiert. Sie entscheiden, ob es die Standard-Form sein soll oder aber eher die zyklische ketogene Ernährung. Nachdem Sie diese Entscheidung getroffen haben, ist ein Teil des Einstiegs in die Keto-Ernährung gemeistert. Doch der richtige Einstieg besteht aus weiteren Mitteln, die erforderlich sind, um mentale Stärke zu entwickeln und eine interessante Durchführung zu gewährleisten. Diese Mittel erhalten Sie im Folgenden erklärt, damit Sie Ihre Ernährungsumstellung dadurch entscheidend bereichern.

Richtiges Mindset entwickeln

Das Mindeset – also sozusagen Ihre Einstellung – ist eines der vielen Herzstücke der Keto-Ernährung. Wenn dieses Rädchen nicht in ein weiteres greift, dann sind ein schneller Abbruch und eine erfolglose Ernährungsumstellung vorprogrammiert. Für die richtige Einstellung müssen Sie folgenden Fragen beantworten können:

- ▶ Für wen ändern Sie etwas in Ihrem Leben?

- ▶ Wieso ändern Sie etwas?

- ▶ Wie reagieren Sie auf Rückschläge?

- ▶ Was möchten Sie mit Ihrer neu gewonnenen Lebensqualität machen?

Wenn Sie eine Diät machen möchten, dann spielen viele Motive eine Rolle. Eventuell möchten Sie andere Personen beeindrucken, weil diese Ihnen etwas bedeuten oder aber anderen imponieren, weil diese sich über Sie lustig gemacht haben. Zwar sind dies nachvollziehbare Motive, allerdings steht das Vorhaben damit auf wackligen Beinen. Denn so ist Ihr Erfolg von anderen Personen bzw. – je nach Motiv – Geschehnissen abhängig, wodurch Sie den Erfolg schlechter steuern können.

Machen Sie solch tiefgreifende Veränderungen wie Ernährungsumstellungen aus eigenem Antrieb. Denn wenn Sie dies aus Eigenmotivation machen, agieren Sie mit vollster Überzeugung und beweisen die größte Hartnäckigkeit. Doch wie tun Sie die Dinge aus eigenem Antrieb? Die Antwort auf diese Frage und der Schlüssel zu großer Entschlossenheit bei der Umsetzung der Keto-Ernährung sind Information und Erkenntnis: Informieren Sie sich über die Vorzüge einer Keto-Ernährung bzw. Keto-Diät und erkennen Sie, wie sehr Ihnen diese helfen wird beim Erreichen Ihrer Träume und Ziele. Ob mehr Kleidungsauswahl durch abgenommenes Körpergewicht, ein besseres allgemeines Wohlempfinden, mehr Ansehen im Umfeld oder aber mehr sportliche Aktivität: Sie wissen bereits, was Ihnen persönlich die Keto-Ernährung bringt und der richtige Antrieb ist somit sichergestellt

Da der Mensch dies und jenes gern mal vergisst, ist es stark empfohlen, dass Sie sich jedes Mal aufs Neue die Gründe für Ihre Ernährungsumstellung vor Augen führen. Lesen Sie deswegen regelmäßig die Anfänge dieses Ratgebers oder lassen Sie sich von Geschichten anderer Menschen im Fernsehen oder im Internet oder auch aus Ihrem Umfeld inspirieren: So werden Sie ständig die richtige Einstellung und Motivation haben, die bei der Keto-Ernährung in abgespeckter Version wie folgt lautet: „Ich mache die Keto-Ernährung für mich, da sie mir unermesslichen gesundheitlichen Mehrwert bietet und ebenso meine sonstige Lebensqualität vergrößert."

Liste mit Lebensmitteln erstellen

Wir gehen konsequent unsere Schritte weiter und planen, nachdem die richtige Einstellung entwickelt wurde, weiter unsere Ernährungsumstellung, wobei wir zu den Lebensmitteln übergehen. Da die Lebensmittel zahlreiche faszinierende Fakten beinhalten und für sich ein sehr umfangreiches Thema sind, werden diese in einem einzelnen kompletten Kapitel ausführlich behandelt. Dies wird vor dem Schlussteil und den Rezepten das vorletzte Kapitel sein. Es gibt die folgenden Kategorien relevanter Lebensmittel in Zusammenhang mit der Keto-Ernährung:

▶ Öle & Fette

▶ Fleisch, Fisch & restliche Tierprodukte

▶ Obst, Gemüse & Nüsse

▶ Getränke

In diesem Abschnitt werden wir auf die einzelnen Lebensmittel zunächst nicht eingehen, sondern uns Methoden ansehen, mit denen Sie den Kauf von Lebensmitteln sowie deren Einnahme planen. Denn auch hier ist eine sehr gute Planung für den Einstieg in die Keto-Ernährung ein Muss.

Sollten Sie ohne konkrete Planung den Gang zum Supermarkt angehen und auf gut Glück einige der empfohlenen Lebensmittel kaufen, dann riskieren Sie, am Ende eine falsche Konstellation zu Hause vorliegen zu haben. Im schlimmsten Fall wird die Ernährung eintönig und langweilig, was dazu beiträgt, dass die Unlust von Tag zu Tag steigt. Doch auch die strenge ketogene Ernährung und die etwas weniger strenge zyklische ketogene Ernährung lassen sich sehr interessant gestalten. Wichtig ist hierbei nur: Planen Sie die Wahl der Lebensmittel!

Für die Praxis heißt es, dass Sie mehrere Möglichkeiten haben, die Wahl der Lebensmittel zu planen. In jedem Fall ist eine Dokumentation zur besseren Übersicht angeraten. Hierbei kommen folgende Dinge in Frage:

▶ Suchen Sie Rezepte aus und kaufen Sie die erforderlichen Lebensmittel ein.

▶ Schreiben Sie sich eine Liste aller Lebensmittel auf, die Ihnen zusagen, und kaufen Sie stets abwechslungsreich aus diesem Pool ein.

▶ Teilen Sie die Lebensmittel in Kategorien ein und wählen Sie aus jeder Kategorie mehrere Lebensmittel.

Konkreter erklärt: Im ersten Stichpunkt nehmen Sie spezielle Keto-Rezepte als Grundlage. Diese haben den Vorteil, dass sie bei kluger Auswahl perfekt hinsichtlich des Nährstoffgehalts abgestimmt sind und Sie mit diesen Rezepten sämtliche Regeln der Keto-Ernährung problemlos einhalten. Kaufen Sie anhand von Rezepten die Zutaten ein, dann wissen Sie zugleich automatisch, in welcher Menge Sie die jeweiligen Lebensmittel brauchen und Sie senken die Wahrscheinlichkeit, dass Lebensmittel vergammeln.

Was den zweiten Stichpunkt angeht, so wäre ein beispielhaftes Bild das folgende: Sie schauen sich die erlaubten und empfohlenen Lebensmittel, die in diesem Buch in einem der späteren Kapitel erläutert werden, an. Diese Lebensmittel schreiben Sie nun auf ein Blatt Papier und führen dazu eine Strichliste. Alternativ steht es Ihnen natürlich frei, eine digitale Form der Dokumentation zu wählen. Achten Sie beim Kaufen darauf, dass die Strichliste nicht ungleichmäßig ist. Sollten Sie bemerken, dass einige Lebensmittel vernachlässigt werden, dann kaufen Sie diese zunächst im Rahmen der Möglichkeiten ein, damit Sie immer wieder etwas Neues und somit Abwechslung in Ihrer Ernährung haben. Neben der abwechslungsreichen Erfahrung stellen Sie durch eine ausgewogene Lebensmittelwahl eine perfekte Abdeckung mit den verschiedenen Nährstoffen sicher.

Nun zum dritten Stichpunkt: Die Kategorieneinteilung. Dies lässt sich sehr gut als verständliches Beispiel visualisieren.

Kategorie	Lebensmittel	Anzahl in dieser Woche
Öle & Fette	Olivenöl	III
	Kokosöl	II
	Erdnussöl	-
	...	...
Fleisch, Fisch & restliche Tierprodukte	Hering	II
	Ei	I
	Hühnerfleisch	III
	...	...
Obst, Gemüse & Nüsse	Tomate	VI
	...	...

Dieses Beispiel ist im Prinzip eine erweiterte Version der vorhin erklärten Strichliste, allerdings mit dem feinen Unterschied, dass Sie hier noch die Kategorien zusätzlich aufgelistet haben. So haben Sie im Blick, welche Kategorie überwiegt und somit eine unter Umständen noch bessere Übersicht um Abwechslung hinzueinbringen.

Was auch immer Sie letzten Endes machen: Wählen Sie die Lebensmittel wohl überlegt aus und haben Sie das große Ganze im Blick! So gelingt es Ihnen, eine ausgewogene und Mehrwert bietende Ernährung zu wahren, die Sie auch auf lange Sicht durchhalten. Des Weiteren ist es empfehlenswert, dass Sie sich den Gehalt der Lebensmittel an Nährstoffen ebenfalls aufschreiben, um immer die richtige Verteilung der Fette, Proteine und Kohlenhydrate zu gewährleisten.

Sollten Sie eine zyklische ketogene Ernährung durchführen, dann denken Sie daran, in den Listen der Lebensmittel auch die kohlenhydrathaltigen Lebensmittel zu erfassen. Achten Sie dabei darauf, dass diese Lebensmittel in einem reduzierten Maß und nur an ein bis zwei Tagen in der Woche konsumiert werden.

Visualisierung & weitere Hilfsmethoden

Ebenfalls vor dem Einstieg in die ketogene Ernährung mit einzuplanen sind Hilfsmethoden, die Sie dabei unterstützen, an Ihrem beschrittenen Weg festzuhalten. Sie dürfen sich das so vorstellen:

Sie haben die Option, die Ernährungsumstellung einfach durchzuziehen und die Fortschritte anhand optischer Veränderungen festzumachen. Dies ist bereits eine wundervolle Tatsache, wenn Sie positive Änderungen an Ihrem Körper ausmachen und von anderen sogar noch gelobt werden. Aber mit der Zeit – früher oder später – werden Ihre Erinnerungen verschwimmen und Sie werden sich selbst nur bedingt an die einzelnen Momente Ihrer Keto-Diät erinnern. Mit zunehmender Dauer werden die Fortschritte des Weiteren schwerer; dies ist bei jeder Diät der Fall. So kann es passieren, dass Sie eventuell sogar die Motivation verlieren.

Exakt aus diesen Gründen greift die Alternative: Halten Sie Ihre einzelnen Schritte bei der Ernährungsumstellung fest und nutzen Sie Methoden der Visualisierung sowie zur weiteren Unterstützung, um Ihren Weg dauerhaft zu beschreiten und zu jedem Zeitpunkt die Gesamtentwicklung nochmals Revue passieren zu lassen.

Zur Visualisierung gibt es zahlreiche kreative und auch weniger kreative Möglichkeiten. Beispielsweise können Sie eine Tabelle mit Ihrem Gewichtsverlauf anlegen: Hier tragen Sie Ihr Körpergewicht und dessen Entwicklung wöchentlich ein und sehen so, was sich getan hat. Kehrseite dieser Visualisierungsmethode: Sie haben nur nackte Zahlen parat.

Bereits wesentlich besser ist der Gewichtsverlauf anhand eines Charts mit Bildern. Hier fertigen Sie ein Diagramm an, welches beispielsweise auf der y-Achse – also der von oben nach unten verlaufenden – das Gewicht hat. Dieses beginnt bei Ihrem Wert zu Beginn der Diät. Auf der verbleibenden x-Achse wiederum finden Sie die Zeit vor, die links bei dem Anfangsdatum Ihrer Diät beginnt und rechts bei dem angepeilten Ende der Keto-Diät endet. Nun fügen Sie mit jedem Tag, an dem Sie sich wiegen, dem Diagramm Werte ein: Welches Gewicht (y-Wert) hatten Sie am jeweiligen Wiegetag (x-Wert)? Mit jedem neuen Kreuz für die entsprechenden Werte setzen Sie den Gewichtsverlauf im Diagramm fort. Wenn Sie dieses zusätzlich bebildern mit Bildern Ihrer Figur, dann haben Sie zusätzlich zum Verlauf, der ein stetiges Abnehmen zeigt, auch Ihre optische Entwicklung. Und mal im Ernst: Wenn Sie regelmäßig auf solch eine Visualisierung schauen, dann kommt ein Abbruch der Diät wohl kaum in Frage. Denn Sie sehen, was Sie erreicht haben, und haben sich eine Menge Mühe für eine liebevolle Gestaltung des Diagramms gemacht. Hier ein Beispiel, wie das Grundgerüst eines solchen Diagramms aussehen kann:

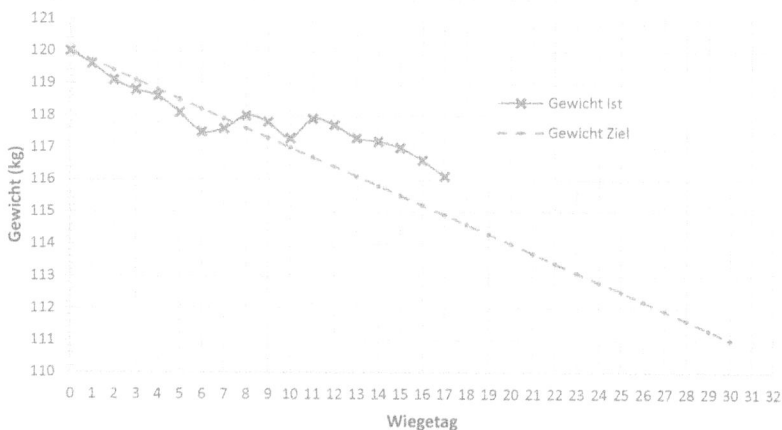

Visualisierungen sind wirkungsvoll, aber spiegeln letzten Endes meistens nur die Fakten wider. Was stattdessen – oder als Zusatz zu einer Visualisierung – empfehlenswert ist, ist die Dokumentation der Gefühlswelt mittels eines Tagebuches oder einer eigenen Videoreihe. Hierzu nehmen Sie sich im Idealfall am Abend Zeit: Schreiben Sie in ein Buch Ihre Gefühle auf und seien Sie dabei ehrlich. Denn nur wenn Sie ehrlich sind, finden Sie heraus, ob Sie wirklich zufrieden sind oder ob es Luft nach oben gibt. Bei einer Videoreihe haben Sie den Vorteil, dass Sie weniger Schreibarbeit verrichten müssen und im Nachhinein Ihre Emotionen viel besser nachvollziehbar sind, da Sie durch das Medium Video zahlreiche Aspekte mehr als durch das Schreiben erfassen können wie beispielsweise die Mimik und Gestik sowie Stimmlage, die aufschlussreich im Hinblick auf die Gefühlslage sind.

Sollten Sie ganz mutig sein, dann können Sie auch einen YouTube-Channel oder einen Blog im Internet starten. Hier dokumentieren Sie im Idealfall vom ersten bis zum letzten Schritt Ihre Gewichtsreduktion und Ernährungsumstellung. Allerdings sei Vorsicht geboten, denn im Internet lauern leider sehr viele Personen, die sich einen Spaß daraus machen, andere zu kritisieren und sich über sie lustig zu machen, obwohl es vollkommen unberechtigt ist. Wagen Sie deswegen den Schritt in die Online-Welt am besten nach der Ernährungsumstellung. Dies bedeutet, dass Sie Videos vorher aufnehmen und diese dann danach für einen Kanal auf YouTube nutzen oder aber im eigenen Blog verwenden. So haben Sie die Keto-Diät in aller Ruhe selbstständig durchgezogen und können sich danach damit beschäftigen, dies mit der Öffentlichkeit zu teilen.

Los geht's!

Sie haben nun die Planung der ketogenen Ernährung für einen perfekten Einstieg kennengelernt:

- ▶ Entscheiden Sie sich zwischen zyklischer oder der Standard-Form
- ▶ Entwickeln Sie die richtige Einstellung durch volle Überzeugung für die Sache
- ▶ Fertigen Sie eine Liste mit Lebensmitteln an
- ▶ Entwerfen Sie Pläne zur Visualisierung Ihres Weges

Sobald dies getan ist, haben Sie ein Rundum-Paket, mit dem Sie die ketogene Ernährung ansatzlos in die Tat umsetzen werden. Beachten Sie zum Einstieg des Weiteren, dass Sie nicht zu viel grübeln sollten. Damit ist gemeint, dass die meisten Menschen die Angewohnheit haben, sich mit Zweifeln auseinanderzusetzen und sich Gründe überlegen, „Nein" zu sagen. Doch in Wirklichkeit gibt es bei guten Zielen eine Million Gründe, „Ja" zu sagen. Lenken Sie Ihre Aufmerksamkeit darauf und dann werden Sie wie ein Gewinner bzw. eine Gewinnerin Ihren Weg beschreiten. Verschwenden Sie zudem keine Gedanken ans Aufschieben oder Vorsätze. Wenn Sie die ketogene Ernährung als sinnvoll ausgemacht haben und Ihr Traum ein Körper und ein Gesundheitszustand sind, mit denen Sie langfristig in Wohlbefinden und befreit leben können, dann machen Sie es einfach. Verschieben Sie nichts aufs neue Jahr, auf Ihren Geburtstag oder sonstige Zeitpunkte. Denn der beste Zeitpunkt, loszulegen, ist immer jetzt. Also: Los geht's!

Die Top 5 Anfängerfehler und wie Sie diese vermeiden

Damit es definitiv glatt losgeht, erhalten Sie zum Ende dieses Kapitels einen Überblick über die Top 5 Anfängerfehler. Denn weise Menschen lernen aus den Fehlern anderer, damit diese Ihnen nicht widerfahren. Was also sind die fünf häufigsten Anfängerfehler und wie vermeiden Sie diese?

Fehler #1: Mit dem Kopf durch die Wand

Sehr beliebt ist – und dies ist insbesondere zu Beginn von Ernährungsumstellungen, Diäten und vielen anderen Vorhaben der Fall – die Strategie, mit dem Kopf durch die Wand zu marschieren. Selbstverständlich haben Sie ein stark ersehntes Ziel und möchten dieses umsetzen. Allerdings müssen Sie für den Erfolg stets gewährleisten, dass Sie die Regeln befolgen. Wenn Sie mitgeteilt bekommen, dass der Fettanteil im Rahmen einer Keto-Ernährung bei 75 % liegt, dann haben Sie diesen zu befolgen. Zahlreiche Personen sind daran gescheitert, dass sie sich einfach dazu entschlossen haben, die Fettzufuhr ebenfalls zu senken. Möglicherweise war der Hintergrundgedanke: „Wenn ich nun auch die Fette senke, dann werde ich wohl noch schneller abnehmen." Dies ist jedoch fatal, da Fett in der Keto-Ernährung in der angegebenen Menge essenziell ist, da der Körper sonst zu wenig Energie geliefert bekommt. Insbesondere in der Phase der Umstellung dürfen Sie nicht zu geizig mit den Kalorien sein. Auch Einsparungen im Hinblick auf den Proteinkonsum wären unklug, da dadurch wichtige Baustoffe dem Körper vorenthalten bleiben.

Der Aufbau der ketogenen Ernährung hat seinen Sinn so, wie er ist. Befolgen Sie diesen, dann werden Sie mit der Zeit mehr und mehr Ihren Profit aus der Ernährungsumstellung ziehen. Es ist wie die Geschichte des Patienten beim Arzt oder des jungen Arbeitnehmers bei der privaten Altersvorsorge: Obwohl der Rat der Experten gut begründet ist, wird er ignoriert, wodurch es später zu negativen Folgen kommt. Da der Rat in diesem Ratgeber bereits genauestens erläutert wurde: Befolgen Sie ihn, dann werden Sie profitieren!

Fehler #2: Mangelnde Geduld

Das Problem der mangelnden Geduld kann ein Motiv für die Mit-dem-Kopf-durch-die-Wand-Strategie sein, ist aber als einer der Top-5-Anfängerfehler separat aufgeführt, da er sich noch vielfältiger äußern kann. Denn mangelnde Geduld bringt Sie potenziell nicht nur dazu, unüberlegte Entscheidungen zu treffen, wie mit dem Kopf durch die Wand zu marschieren. Vielmehr trägt mangelnde Geduld sogar unter Umständen dazu bei, die gesamte Diät abzubrechen und das Stresslevel zu erhöhen. Wenn Sie sich die gesamte Zeit über vorwerfen, nicht schnell genug voranzukommen oder aber zu wenig zu erreichen, dann belastet dies immens und nimmt eine gehörige Menge an Motivation.

Gewöhnen Sie sich deswegen an, die zuvor gegebenen Hinweise in die Tat umzusetzen, womit folgende gemeint sind: Richtige Einstellung bzw. richtiges Mindset entwickeln und Hilfsmethoden zur Dokumentation bzw. Visualisierung der Keto-Diät nutzen. Wenn Sie das richtige Mindset entwickeln, haben Sie keinen Druck bei der Umstellung, sondern beschreiten den Weg in aller Ruhe für sich. Dies beugt einem Aufkommen der Ungeduld vor. Des Weiteren hält Sie die Dokumentation und Visualisierung der kompletten Diät auf Trab und bei Geduld, da Sie durch diese Maßnahmen ständig im Blick haben, dass Sie bereits eine Menge erreicht haben und nicht ungeduldig werden müssen. Alles nimmt mit der Zeit seinen Lauf. Für verrichtete gute und disziplinierte Arbeit werden Sie deswegen früher oder später auch belohnt werden

Fehler #3: Ausnahmen gönnen

Der dritte Fehler sind Ausnahmen. Zwar kann es durchaus mal passieren, dass Sie rückfällig werden, aber zum Plan darf dies nie gehören. Bei einigen Personen kommt gelegentlich das Gefühl auf, sie würden mit dem Vorsatz in eine Diät gehen, sich Ausnahmen zu gönnen. Nun gehen Sie tief in sich hinein und überlegen Sie sich:

Was sagt es über die Konsequenz eines Menschen aus, wenn dieser bereits mit dem Plan, sich hier und da Ausnahmen zu gönnen, in eine Diät hineingeht?

Die Antwort ist selbsterklärend und Sie können dementsprechend eine Antwort selbst anpassen. Das Problem ist leider, dass Ausnahmen bei Diäten immer häufiger die Regel sind, weswegen immer mehr Menschen scheitern. Grund hierfür sind auch gesellschaftliche Einflüsse. Immer wieder wird den Menschen vermittelt, es sei normal, schwach zu sein und sich Ausnahmen zu gönnen. Man müsse viel zufriedener sein, mit dem was man hat und dem wer man ist. Doch dies ist eine mit Vorsicht zu genießende Einstellung: Hätte sich denn die Menschheit weiterentwickelt, wenn sie mit dem zufrieden gewesen wäre, was sie hat? Würden Menschen Pokale gewinnen, begehrte Posten in Unternehmen und der Regierung erreichen sowie ihre Träume umsetzen, wenn sie die ganze Zeit zufrieden mit den aktuellen Zuständen wären?

Dies ist kein Appell, Ihre Lebenseinstellung zu ändern. Keineswegs. Vielmehr geht es darum, dass Sie sich vor Augen führen, womit Sie wirklich zufrieden sind im Leben und womit nicht. Wenn Sie gern abnehmen möchten, dann sind Sie mit einer Sache nicht zufrieden und müssen konsequent an dem Erreichen des angepeilten Ziels arbeiten. Und an dieser Stelle gibt es keine Ausnahmen, die Sie sich im Verlaufe der Diät erlauben können/sollen/dürfen. Es ist kein fanatischer Hokuspokus, sondern eine Grundregel erfolgreicher Menschen: Wege sind dazu da, um gegangen zu werden. Legen Sie sich selbst keine Steine in den Weg, sondern gehen Sie ihn. Was danach kommt, ist eine andere Sache. Aber bis Sie mit der Diät fertig sind, haben Sie ein Ziel vor Augen und keine Ausnahmen im Weg.

Fehler #4: Sich von anderen etwas einreden lassen

Insbesondere, wenn Sie den Tipp von eben verstanden haben und umsetzen werden, kann es sein, dass die ersten Kritiker wach werden:

▶ „Was? Du gönnst dir keine Ausnahmen?"

▶ „Aber ich darf doch wohl bitten! Das ist nur eine Packung Chips und 1 Liter Cola im Kino…"

▶ „Das ist doch total unnormal! Man muss zufrieden mit sich sein, so, wie man ist."

Es ist genau genommen sogar sehr wahrscheinlich, dass solche kritischen Stimmen laut werden. Grund dafür ist – wie schon zuvor erwähnt – dass Beständigkeit und Konsequenz heutzutage weniger selbstverständlich sind. Der Wahn des „um jeden Preis sozial Seins" greift um sich. Dabei hat vieles nicht mal mehr mit der Frage „sozial", „unsozial" oder gar „asozial" zu tun, sondern ist fast schon eine sture Verständnislosigkeit der Personen.

Viele Menschen werden versuchen, Sie zu bekehren, sich Freiraum zu gönnen. Aber lassen Sie sich nichts einreden und hauen Sie zur Not auch klar auf den Tisch, wenn Personen in Ihrem Umfeld Ihre konsequente Linie nicht verstehen können. Insbesondere Aussagen wie „Man muss sich doch mal was gönnen!" sind purer Unsinn. Wissen Sie, was man muss? Man muss atmen, schlafen, essen und trinken, um zu überleben. Auch arbeiten muss man in der Regel. Aber ganz sicher ist der Konsum eines Stück Kuchens KEIN Muss! Fahren Sie Ihre konsequente Linie und der Großteil Ihrer Freunde wird Sie dabei unterstützen. Diejenigen, die Sie nicht verstehen und Sie die ganze Zeit zum Konsum von Süßigkeiten bekehren sowie von Ihrem Weg abbringen wollen, sind zu Zeiten der Diät bzw. Ernährungsumstellung eher weniger Ihre Freunde.

Fehler #5: Keinen Ausgleich suchen

Zu guter Letzt widmen wir uns einem Punkt, der Ihnen zusätzliche Aktivitäten nahelegt. Sie dürfen diesen Tipp wie folgt betrachten: Wenn Sie Ihren kompletten Stoffwechsel wie bei der Keto-Diät umstellen, dann ergibt sich zunächst ein radikaler Einschnitt in die bisherigen Gewohnheiten. Dieser radikale Einschnitt hat zur Folge, dass ein sogenanntes Kompensationsbedürfnis entsteht. Dies bedeutet: Dadurch, dass Ihnen die eine Gewohnheit genommen wird, suchen Sie nach einem Ersatz. Was in Zusammenhang mit Süchten als Suchtverlagerung bezeichnet wird, hat in der einen oder anderen Form bei Diäten ebenfalls seine Erscheinung. So gab es beispielsweise Personen, die als Ersatz zum Essen anfingen, zu rauchen. Damit dies nicht bei Ihnen passiert, empfiehlt es sich, dass Sie bereits früh einen Ausgleich finden.

Sofern es Ihnen möglich ist, bauen Sie idealerweise sportliche Aktivitäten in Ihren Alltag ein. Zwar ist eine Keto-Ernährung ohne Sport ebenfalls möglich, jedoch beschleunigt der Sport die Fettverbrennung, verbessert die allgemeine Fitness, strafft die Haut und formt zudem die Figur. Somit haben Sie noch mehr Chance auf eine ganzheitlich verbesserte Optik durch die Keto-Ernährung. Alternativ zum klassischen Sport kommt ein Tanzkurs in Frage. In diesen können Sie sogar Ihren Ehepartner bzw. Ihre Ehepartnerin mit einbinden, sofern vorhanden. Auch können Sie kreative Tätigkeiten wie das Malen oder Töpfern auswählen. Hierbei verbrennen Sie zwar nicht eine Vielzahl an Kalorien, aber Sie haben zumindest einen Ausgleich, falls Sie durch die Ernährungsumstellung einen gewissen Mangel verspüren sollten. Haben Sie jedoch das Gefühl, bereits in Ihrem gewöhnlichen Alltag gut abgelenkt zu sein, dann belassen Sie es erstmal bei der reinen Ernährungsumstellung ohne zusätzlichen Ausgleich. Sie werden schnell merken, wie Ihre Bedürfnisse verteilt sind.

5 bedeutende Tipps zur praktischen Umsetzung & 14-Tage-Plan

Wir haben uns vorerst genug den Nachteilen und den Hürden der Keto-Ernährung gewidmet. In diesem Kapitel stehen größtenteils die Lösungen auf dem Programm. Wir befinden uns damit direkt in der Umsetzung der ketogenen Ernährung und betrachten zweierlei:

I.   Tipps zur praktischen Umsetzung

II. 14-Tage-Plan als Beispiel

Die Inhalte dieses Kapitels werden es Ihnen bedeutend einfacher machen, die ketogene Ernährung umzusetzen und allem voran der 14-Tage-Plan wird Ihnen als   Beispiel eine Stütze sein, wenn Sie später Ihre eigenen Pläne entwickeln. Widmen wir uns nun ohne Umschweife direkt der Umsetzung.

Tipp #1: So gelingt die Integration in den Alltag!

Unser Alltag hält verschiedene Arten von Anforderungen für jede Person bereit. Zudem sind die jeweiligen Anforderungen in unterschiedlicher Menge gegeben. Beispielsweise stehen Personen, die viel Arbeiten müssen und Kinder zuhause auf sich warten haben, vor schier unüberbrückbaren Herausforderungen: Wie gelingt es diesen Menschen, eine Ernährungsumstellung mit einer adäquaten Zubereitung der Speisen, in den vollen Alltag zu integrieren? Im Folgenden warten auf Sie Tipps für Ihren jeweiligen Beschäftigungsgrad

Für viel Beschäftigte

Sind Sie ständig auf Achse? Dann brauchen Sie kurze und knackige Rezepte, die sich zur Not auch auf die Schnelle umsetzen lassen. Des Weiteren empfiehlt es sich, die Gerichte abends vorzukochen und somit für den nächsten Tag vorzubereiten, sodass Sie diese lediglich im Topf, in der Pfanne oder in der Mikrowelle warmmachen müssen.

Falls das Vorbereiten am Abend für Sie nicht in Frage kommt, weil Sie da die Zeit anderweitig aufbrauchen müssen, dann empfiehlt es sich, tagsüber in Schnellrestaurants oder Lokalen essen zu gehen. Dies muss nicht zwingend teuer werden. Nahezu in jedem Restaurant gibt es die eine oder andere Vorspeise, die sich vom Umfang her sehr gut als Hauptspeise nutzen lässt, die Keto-Regeln einhält und schnell zubereitet ist. Falls Sie besonders akkurate Speisepläne auffinden wollen, dann ist Ihnen dabei die Liste der Restaurants unter Foodpunk.de eine große Hilfe.

Sollten Sie in Nachtschichten arbeiten oder anderweitig nachts eingespannt sein, dann kennen Sie sicher das Gefühl, wenn zur späten Stunde Hunger aufkommt. Ein geheimes Rezept ist hierbei, gegen Mitternacht eine nährstoffreiche Suppe zu essen. Diese beruhigt die Verdauungssäfte und wirkt sättigend, insbesondere wenn Sie – wie im Rahmen der Keto-Ernährung angeraten – anstelle von Kohlenhydraten einen höheren Fettgehalt aufweist.

Für schwer einschätzbare Beschäftigungsgrade

Es gibt Berufe, in denen man auf Abruf arbeitet und es schwer einschätzbar ist, wann man sehr aktiv ist und der große Hunger kommt. Ebenso variiert bei vermeintlich stillen Bürojobs der Beschäftigungsgrad. Hier kann es ganz plötzlich sehr stressig werden und es muss bis weit in die geplante Pausenzeit hineingearbeitet werden. Auch sind Überstunden per se nicht auszuschließen. Insbesondere, wenn Sie schwer einschätzen können, wie aktiv Sie sind und wann die Pausen sind, ist mitgenommenes Essen Gold wert. Denn stellen Sie sich vor, die Läden und Kantinen im Umkreis sind zu und Sie haben mehrere Stunden Hunger, müssen aber noch vor Ort bleiben: Solche Szenarien gilt es, zu vermeiden, damit Sie in Ihrem Heißhunger nicht zum nächstbesten Imbiss laufen oder von der Schokolade des Arbeitskollegen schöpfen. Haben Sie also einen unberechenbaren Tagesablauf, dann gewöhnen Sie sich immer an, genug Essen für Ihre Bedürfnisse mitzunehmen.

Für Personen mit einem entspannten Alltag

Wenn Sie einem entspannten Alltag nachgehen, dann dürfen Sie sich glücklich schätzen, der ketogenen Ernährung viel Aufmerksamkeit entgegenzubringen. Nutzen Sie einen möglichst großzügigen Teil der frei verfügbaren Zeit, da Sie dadurch die besonders kreativen Seiten der Keto-Ernährung ausnutzen:

- ▶ Kochabende in entspannter Atmosphäre

- ▶ Regelmäßig neue Inspirationen für den Speiseplan ausprobieren

- ▶ Vielfältigste Rezepte zur Verbesserung der eigenen Fähigkeiten beim Kochen

- ▶ Hoher Spaßfaktor beim Kochen auch mit Freunden, Bekannten und Familie

Versuchen Sie gern, andere in Ihre Keto-Ernährung mit einzubinden, wenn der Zeitplan es zulässt. Vielleicht haben Freunde oder Familienmitglieder gute Rezepte auf dem Schirm, die gesund sind und ohne Kohlenhydrate auskommen. In diesem Fall resultiert ein sehr guter und interessanter Zeitvertreib.

Grundsätzlich sei Ihnen sehr nahegelegt, dass Sie sich – egal, wie voll Ihr Wochenablauf ist – hin und wieder mal einen ruhigen Abend zum bewussten Kochen und Essen Zeit nehmen. Denn es ist ein Unterschied, auf die Schnelle zu essen oder aber sich die Zeit dafür zu nehmen und dabei den Geschmack wahrzunehmen. Schaffen Sie also – wo möglich – Freiräume. Dieswird Ihre Diät bzw. Ernährungsumstellung absolut bereichern..

Tipp #2: Kinder – Worauf hier Acht zu geben ist

Kinder im Haushalt stellen eine besondere Herausforderung dar. Zwar lieben wir unsere Kleinen, doch machen Sie dies und jenes nun mal komplizierter. Aber überall dort, wo es Probleme und Herausforderungen gibt, gibt es bekanntlich auch Lösungen. Wie sehen diese Lösungen im Fall „Kinder" aus? Sollen Sie bei der ketogenen Ernährung mitmachen oder schadet dies der Entwicklung? Gibt es eine kostensparende Option, wie man für die Kinder parallel zur ketogenen Ernährung andere Gerichte anfertigt?

Variante #1: Kinder in die Keto-Ernährung mit einbinden

Einerseits bietet sich die Option, Kinder in die Keto-Ernährung mit einzubinden. In diesem Fall erziehen Sie die Kinder möglichst früh dementsprechend, sodass die Keto-Ernährung für sie zur absoluten Normalität wird und es zu einer einfachen Angewöhnung kommt. Sollten Ihre Kinder bereits älter und eine andere Ernährungsweise gewohnt sein, dann müssen Sie die Ernährung der Kinder umstellen, was bei Kindern mit sehr viel Aufwand und Querelen einhergeht. Doch wenn Sie als mütterliches oder väterliches Vorbild diesen Weg mitgehen, dann werden die Kinder Ihnen mit der Zeit sehr gern folgen. Binden Sie idealerweise auch Ihren Ehepartner bzw. Ihre Ehepartnerin in die Ernährungsumstellung auf ketogen mit ein. Denn wenn alle im Hause an einem Strang ziehen, sind gegenseitige Unterstützung und eine erleichterte Durchführung garantiert.

Ist die ketogene Ernährung Kindern erlaubt?

Erlaubt ist die ketogene Ernährung definitiv für Kinder, habe ich doch bereits am Anfang dieses Buches erörtert, wie vielen Kindern es in Zusammenhang mit Epilepsie half. Neben dem Einsatz gegen Epilepsie hat sich die ketogene Ernährung auch in der Therapie anderer Krankheiten zurecht einen Namen gemacht. Doch die Frage, die sich stellt, ist, ob die ketogene Ernährung ebenfalls gut für die Entwicklung gesunder Kinder ist und ob sie als dauerhafte Ernährungsform in Frage kommt. Die letzte Frage können Sie bereits selbst mit Ihrem reichhaltigen Wissen aus den vorigen Kapiteln verneinen: Dauerhaft ist eine ketogene Ernährung nie gut, da dadurch unter anderem die Verwertung der Kohlenhydrate im Körper klar verschlechtert wird. Bleibt also vor allem zu klären, ob die ketogene Ernährung gesunden Kindern zugute kommt oder aber schadet.

Erstaunlicherweise zeigt sich bei näherer Betrachtung, dass eine Keto-Ernährung für Kinder im Prinzip all das mit sich bringt, was das Kind braucht:

▶ Fett, um Vitamine aufzunehmen und Nervengewebe herauszubilden

▶ Eisen für die Bildung von Blutkörperchen und weiterer Körpersysteme

▶ Prävention der Zuckerkrankheit, die insbesondere im Kindes- und Jugendalter immer stärker präsent ist (Ziegler & Neu, 2018)

Die Gesundheit dieses Lebensstils ist, sofern die zyklische ketogene Ernährung gewählt wird, keineswegs anzuzweifeln. Bleibt aber eine andere Frage

Kann man Kindern die ketogene Ernährung zumuten?

Es muss doch eine enorme Entbehrung sein, ein Leben mit sehr wenig Kohlenhydraten, ohne Zucker und ohne Süßigkeiten zu leben, oder? Nun, dies ist Ansichtssache. Es gibt zahlreiche Personen, die meinen, es wäre eine Entbehrung, noch nie im paradiesischen Neuseeland gewesen zu sein oder noch nie auf den Fidschis auf einer zehn Meter hohen Welle geritten zu sein. Es gibt viele schöne Dinge, allerdings kommen wir aus Zeit- und Geldmangel oder anderweitigen Gründen nicht dazu, alles Erdenkliche im Leben auszuprobieren. Wo für den einen eine Entbehrung steht, gibt es für die andere keinen Grund, einen Mangel zu sehen. Denn man lernt mit dem glücklich zu sein, was man hat.

Ebenso ist es mit der Ernährung: Wenn das Kind die Gegenseite nicht kennt, wieso sollte es dann bei einer ketogenen Ernährung irgendeinen Mangel verspüren? Hinzu kommt, dass Sie Ihren Kindern sogar Gutes für die Gesundheit tun. Denn der gesundheitliche Mehrwert der Keto-Ernährung ist unbestreitbar. Im Kindesalter werden die Gewohnheiten entwickelt und geprägt, die im Erwachsenenalter schwer loszuwerden sind. Es wird also Zeit, den Kindern nicht zu verstehen zu geben, dass Zucker eine Belohnung ist und etwas Besonderes. Stattdessen gilt es, die Sinne gemeinsam mit den Kindern zu schärfen und den Genuss für selbst und vielseitig sowie gesund zubereitetes Essen zu sichern.

Wie setzt man die ketogene Ernährung beim Kind erfolgreich um?

Die erfolgreiche Umsetzung der ketogenen Ernährung hängt von vielen Faktoren ab:

▶ Inwiefern ist Inklusion in der Schule gewährleistet?

▶ Wie halten sich die Kinder an Absprachen?

▶ Wie konsequent sind Sie selbst in der Umsetzung?

Es gibt einige Schulen, die tatsächlich abwechslungsreiche Speisepläne anbieten oder sich sogar einen Namen durch ihre Ausrichtung auf gesunde Ernährung gemacht haben. Falls Sie die Möglichkeit haben, Ihr Kind auf eine solche Schule im Umkreis zu schicken, dann wird es mehrfach von der Aufklärung und Umsetzung in puncto gesunder Ernährung in der Schule profitieren. Ist seitens der Schule keine Unterstützung im Hinblick auf ketogene Ernährung gegeben und die Kantinen sowie Mensas bieten keine entsprechende Lebensmittelauswahl an, dann müssen Sie Ihrem Kind das richtige Essen mit auf den Weg geben. Spätestens in der UNI oder an weiterführenden Schulen werden abwechslungsreiche und ketogene Ernährungsweisen in der Regel berücksichtigt.

Doch es gibt einen weiteren Faktor, wenn es um den Erfolg der ketogenen Ernährung beim Kind geht. Und zwar stellt sich die Frage, ob Ihr Kind sich an die Absprachen und Vorgaben hält. Alle Kinder sind liebenswert und werden dies bis zur Erwachsenenzeit sein und meistens sogar darüber hinaus. Aber – das lässt sich nicht leugnen – einige sind eben Rabauken und haben es nicht mit Gehorsam. Da kann es durchaus sein, dass das Kind zuhause die ketogene Linie konsequent mitgeht, aber sich außerhalb der eigenen vier Wände immer wieder Ausnahmen gönnt. Dies würde den Grundsätzen der ketogenen Ernährung absolut im Wege stehen. Sie werden es vermuten: Für diesen Fall gibt es kaum Maßnahmen. Sie müssen Ihrem Kind vertrauen und es im Hinblick darauf erziehen, dass es die Vorgaben umsetzt. Doch selbst bei einem braven Kind ist die Umsetzung der Keto-Ernährung nicht gewährleistet, da die Einflüsse von außerhalb des Elternhauses stark aufs Kind wirken. Deswegen sei Ihnen angeraten, alles Bestmögliche zu tun, aber nicht zu verzweifeln, wenn das Experiment Keto beim Kind nicht gelingt. Irgendwann wird das Kind älter werden, den Sinn hinter einer Keto-Ernährung verstehen und selbst entscheiden können, was richtig und falsch ist.

Zu guter Letzt hängt vieles von Ihrer eigenen Konsequenz ab. Sollten Sie selbst die Keto-Ernährung nur halbherzig umsetzen, dann werden die Kinder es Ihnen mit der Zeit gleichtun. Setzen Sie es sich deswegen zum Ziel, ein positives Vorbild in der Umsetzung zu sein und den Kindern keinen Anreiz zu geben, bei der Keto-Ernährung zu schummeln. Denn Kinder tun es ihren Eltern gern gleich – im Guten wie im Schlechten. Sorgen Sie deswegen dafür, dass Ihre Kinder Ihnen nur im Guten gleichtun können.

Variante #2: Kinder aus der Keto-Ernährung ausschließen

Neben der Option, die Kinder in die Keto-Ernährung einzubinden, existiert die Variante, bei der Sie die Kinder aus der Keto-Ernährung raushalten. Motive dafür können sein, dass Sie Ihren Kindern lieber die freie Entscheidungsgewalt überlassen, wie sich diese ernähren möchten oder aber Ihr Ehepartner bzw. Ihre Ehepartnerin ein Problem mit der Keto-Ernährung für Kinder hat. Auch fällt es den Kindern leichter, am schulischen und gesellschaftlichen Alltag ohne Barrieren teilzuhaben, wenn sie sich nicht ketogen ernähren müssen.

Wenn Sie sich dazu entscheiden, die Keto-Ernährung selbst zu machen, dann müssen Sie Kinder alternativ mit Essen versorgen. Dies gestaltet sich allerdings als geringerer Aufwand als vermutet. Denn im Prinzip können Sie Ihre Keto-Gerichte mit verschiedenen Kohlenhydraten anreichern und diese im Anschluss an die Kinder weitergeben. Ausgehend davon, dass Sie sich selbst beispielsweise Gemüse mit einem Hähnchenbrustfilet machen, können Sie den Kindern dasselbe mit Nudeln oder Reis zusätzlich geben. Achten Sie dabei allerdings auf die Auswahl hochwertiger Lebensmittel mit Kohlenhydraten. Nudeln aus Weißmehl wären beispielsweise keine gesunde Wahl. Die Kinder müssen sich zwar nicht ketogen ernähren, aber dennoch ist es möglich, mit Vollkornprodukten den Alltag sehr gesund zu gestalten. Somit lässt sich bereits durch einen geringen Zusatzaufwand auch bei Berufstätigen für Kinder eine gesunde Nahrung zubereiten, die nicht ketogen ist. Halten Sie dabei den Süßigkeitenkonsum der Kinder im Rahmen, dann dürfen Sie davon ausgehen, dass Ihre Kinder sehr gesund aufwachsen und diese nachhaltige Ernährungsweise auch im Erwachsenenalter aufrechterhalten werden.

Wenn die Kinder bereits auf der Welt sind, sind die Dinge wie soeben geschildert. Es gibt mehrere Perspektiven zur Umsetzung der Keto-Ernährung im eigenen Hause. Doch bei der Schwangerschaft stellt sich eine Sondersituation dar. Es sei an dieser Stelle erwähnt, dass es keine Studien zu schwangeren Frauen mit Keto-Ernährung gibt. Dies wäre schlichtweg unmoralisch und falsch. Doch sehr wohl existieren andere logische Einwände, die einer Keto-Ernährung zumindest zum Teil einen Riegel vorschieben:

I.   Frauen sollen in der Schwangerschaft nicht abnehmen!
     Dies ist zugleich wohl der wichtigste Aspekt. Das Ziel einer normalen Entwicklung des Kindes lässt sich nur sicherstellen, wenn eine ausreichende Versorgung mit Nährstoffen stattfindet. Diese gibt es nur, wenn die Mutter mehr isst, als sonst. Man spricht in der Regel von 300 Kalorien mehr als vor der Schwangerschaft. Wenn Sie dies abdecken können, dann ist im Hinblick auf die Kalorienzufuhr die sichere Entwicklung des Kindes gewährleistet. Doch es gibt weitere Aspekte

II. Die Wirkung einer Keto-Ernährung auf Babys im Mutterbauch ist nicht geprüft!
     Wie bereits erwähnt, lassen sich aus moralischen Gründen keine Prüfungen machen,

was die ketogene Ernährung bei Babys im Mutterbauch bewirkt. Mediziner argumentieren damit, dass Babys im Mutterbauch für eine einwandfreie Entwicklung auf eine komplette und reichhaltige Abdeckung des Nährstoffbedarfs angewiesen sind. Dies schließt für die meisten Mediziner die Gruppe der Kohlenhydrate mit ein.

Die Empfehlung, die Sie hier erhalten, ist, keine Ernährungsumstellungen unmittelbar vor oder während der Schwangerschaft zu beginnen. Hierbei ist das Risiko für die Kinder zu hoch. Wenn Sie bereits mehrere Monate oder Jahre in einer zyklischen ketogenen Ernährung drin sein sollten, dann schrauben Sie die Kalorienzufuhr auf 300 Kalorien Überschuss hoch und führen Sie die zyklische ketogene Ernährung auch während der Schwangerschaft durch. Durch die Refeed-Days erhält das Baby automatisch einige Kohlenhydrate. Achten Sie nur darauf, dass Sie keine Diät während der Schwangerschaft halten, sondern 300 Kalorien Überschuss täglich fahren, damit sich das Baby optimal entwickeln kann.

Tipp #3: Mit weiteren potenziellen Hindernissen umgehen

Es wurde bereits auf die möglichen Nebenwirkungen der Keto-Diät eingegangen: Der Atemgeruch nach Ketose und die Keto-Grippe. Dazu wurden bereits ein paar erste Tipps zur Lösung gegeben. Nun möchten wir uns einigen weiteren kleineren Nachteilen widmen, die sich ebenfalls ereignen können, allerdings eine geringe Wahrscheinlichkeit aufweisen. Dazu gehören die folgenden Punkte:

▶ Verstopfungen & Durchfall

▶ Vorgehen bei vorhandenen Krankheiten

▶ Mangel an Mineralstoffen & Vitaminen

Verstopfungen & Durchfall

Die Verdauung befindet sich bei der Umstellung der bisherigen Essgewohnheiten ebenfalls in einer Umstellung. Eine große Rolle für eine reibungslose Verdauung spielen Ballaststoffe. Ballaststoffe sind im Prinzip Kohlenhydrate, allerdings wirken Sie sich weder auf den Blutzuckerspiegel aus noch auf die Kalorienbilanz des Körpers. Grund dafür ist, dass es sich um unverdauliche Nahrungsbestandteile handelt. Nun mag es auf den ersten Anschein etwas seltsam wirken, unverdauliche Nahrungsbestandteile zu konsumieren. Doch obwohl sie unverdaulich sind, haben sie durchaus konkreten Nutzen: Nämlich wirken sie beim Prozess der Ausscheidung entscheidend mit und tragen zu einer stark verbesserten Verdauung bei. Problem an dieser Stelle ist, dass die meisten ballaststofffreichen Nahrungsmittel Kohlenhydrate enthalten. Versuchen Sie deswegen, wenn Sie Ihre maximal 50 Gramm Kohlenhydrate täglich essen, diese aus ballaststoffreichen Lebensmitteln zu decken. Dazu gehören zum Beispiel die folgenden:

▶ Blumenkohl

▶ Brokkoli

▶ Avocado

▶ Chia-Samen

Vorgehen bei vorhandenen Krankheiten

Eine ketogene Ernährung stellt im Körper vieles um und dies wirkt sich auf einzelne Organe aus. So müssen die Nieren sowie die Leber mehr Arbeit verrichten. Sollten Nieren- oder Lebererkrankungen vorhanden sein, dann ist definitiv von der ketogenen Ernährung Abstand zu nehmen. Konsultieren Sie im Idealfall immer den Arzt bei solch radikalen Umstellungen, um auf Nummer sicher zu gehen. Denn auch wenn Sie sich gesund fühlen, können bestimmte Krankheiten existieren. Suchen Sie dementsprechend den Arzt im Idealfall vor der Ernährungsumstellung und nach der Anfangsphase der Keto-Ernährung auf. Er wird Ihnen zudem wertvolle Ratschläge für die Keto-Ernährung geben können. Sollten Sie unter einer Zuckerkrankheit leiden, dann ist es ein Muss, den Arzt regelmäßig aufzusuchen. Da die Keto-Ernährung positive Auswirkungen auf den Blutzuckerspiegel hat, ist davon auszugehen, dass der Arzt Ihre Medikamenteneinnahme reduzieren wird, was für Sie mit einem unbeschwerteren Alltag einhergeht.

Mangel an Mineralstoffen & Vitaminen

Grundsätzlich wird Sie die ketogene Ernährung durch die gesunden Lebensmittel ausreichend mit sämtlichen Mikronährstoffen eindecken. Aber es gibt einige wenige Mikros, bei denen sich eine regelmäßige Einnahme – selbst bei abwechslungsreicher Ernährung – als schwierig gestaltet. Dazu zählen beispielsweise Magnesium, da es häufig in kohlenhydrathaltigen Lebensmitteln auffindbar ist, und das Vitamin D, da viele der fertigen Lebensmittel damit angereichert sind und somit einem Mangel entgegenwirken. Da Kohlenhydrate sowie industriell verarbeitete Lebensmittel in der Keto-Ernährung kaum bzw. gar keinen Platz finden, sind Magnesium und Vitamin D bei einer ketogenen Ernährung meist vernachlässigt. An dieser Stelle ist es empfohlen, Nahrungsergänzungsmittel einzunehmen. Es handelt sich hierbei allerdings um keine teuren Präparate, sondern um einzelne Mikronährstoffe, die supplementiert werden. Preise für einzelne Mikronährstoff-Präparate in hoher Qualität liegen für Monatsrationen lediglich in kleinen einstelligen Euro-Bereichen. Hinzu kommt ein weiterer positiver Mehrwert durch Nahrungsergänzungsmittel: Direkt zu Beginn eingenommen, bieten Sie die Aussicht, die Keto-Grippe sogar zu umgehen. Dies hat Wohlbefinden schon in den ersten Tagen zur Folge.

Tipp #4: So finden Sie die richtigen Rezepte!

Ein weiterer Part der Umsetzung der Keto-Ernährung sind die Rezepte. Abwechslung und Vielfalt sind dabei garantiert, da seit Bestehen des World Wide Web überall große Datenbanken an Rezepten zu den verschiedensten Diät-Formen und Ernährungsweisen vorliegen. So ist es auch bei der Keto-Ernährung. Was zunächst wie ein Vorteil aussieht, kann sich jedoch auch schnell zum Nachteil entwickeln. Denn zahlreiche Betreiber von Websites engagieren Texter zu geringen Beträgen, lassen sie massenhaft Inhalte schreiben, die qualitativ Luft nach oben haben, und bieten somit minderwertige Informationen. Oftmals wird auf Websites und in Büchern auf Amazon der Unterschied zwischen Low Carb und Ketogen nicht verstanden, was falsch konzipierte Rezepte zur Folge hat.

Achten Sie deswegen bei der Suche nach Rezepten in Büchern auf Amazon auf die Bewertungen und Kommentare. Rechnen Sie zudem bei den Rezepten den Gehalt an Kohlenhydraten durch. Anfangs wird die Rechenarbeit noch viel Zeit kosten, aber mit der Übung und Erfahrung werden Sie in Zukunft auf den ersten Blick erkennen, welche Rezepte zu viele Kohlenhydrate beinhalten. Suchen Sie auf Websites nach Rezepten, dann bevorzugen Sie die, die die meisten guten Bewertungen zu verbuchen haben und im Idealfall von renommierten Websites stammen. In der Regel erweisen sich Websites für Sportler wie Strong-Magazine (strong-magazine.com) und MyProtein (de.myprotein.com) als äußerst präzise Informationsquellen. Grund dafür magsein, dass Sportler hier die Zielgruppe sind. Da Sportler im Bereich der Ernährung viel Wissen und Erfahrung mitbringen, wird auf entsprechenden Websites verstärkt auf akkurate Inhalte geachtet.

Suchen Sie im Internet immer nach Suchbegriffen wie „Ketogene Ernährung Rezepte" oder „Zyklische Ketogene Ernährung Rezepte". Je präziser Sie Ihre Suchanfragen formulieren, umso besser wird das Resultat an Vorschlägen seitens Google.

Doch neben dem Internet gibt es noch die schriftlichen Quellen. Eine Reihe an Zeitungen ist auf Ernährung spezialisiert. Dazu zählen die folgenden:

- ▶ Ernährung Heute

- ▶ Body & Mind

- ▶ Ernährungsumschau

Auch in der Bibliothek finden sich zahlreiche Rezeptbücher. Hier profitieren Sie davon, dass diese mit allerhöchster Wahrscheinlichkeit professionell geschrieben sind. Denn um mit einem Buch in die Veröffentlichung zu gelangen, muss man im Druck einen weitaus komplizierteren Weg gehen als bei einer Eigenveröffentlichung auf Amazon.

Suchen und finden Sie Ihre Rezepte mit Bedacht und einem kritischen Blick. Rechnen Sie die Anteile der verschiedenen Nährstoffe aufmerksam durch und seien Sie alarmiert, wenn der Kohlenhydratgehalt hoch ausfällt. Wenn Sie die hier im Ratgeber erlernten Basics befolgen, dann wird es Ihnen gelingen, die richtigen Rezepte zu finden und Abwechslung in der ketogenen Ernährung zu gewährleisten.

Tipp #5: Wie Vegetarier und Veganer den Spagat meistern

Vegetarier und Veganer scheinen auf den ersten Blick eine große Herausforderung darzustellen. Denn neben den allgemeinen Einschränkungen der Keto-Ernährung haben Vegetarier und Veganer noch eine zusätzliche Einschränkung: kein Fleisch bzw. gänzlich keine Tierprodukte. An dieser Stelle sagen viele Personen: „Das ist auf lange Sicht unmöglich." Insbesondere viele YouTuber und Website-Betreiber lassen sich darüber aus, dass Veganer und Vegetarier häufig zu Eiweißquellen wie Bohnen und Linsen greifen müssen, die wiederum sehr viele Kohlenhydrate enthalten. Doch die Praxis zeigt, dass es auch anders möglich ist. Ein Blick auf die Vegetarier und Veganer bei der Keto-Ernährung

Vegetarier: Vielfalt nach wie vor gewährleistet!

Insbesondere als Vegetarier haben Sie noch reichlich Freiräume. Sicher ist es eine Steigerung der Anforderung an Sie, als ketogener Vegetarier bzw. ketogene Vegetarierin zu leben, doch haben Sie auch hier noch reichlich Auswahl an Nahrungsmitteln:

- ▶ Eier

- ▶ Milch

- ▶ Käse

- ▶ Butter

- ▶ Spinat

- ▶ Salat

- ▶ Spargel

- ▶ Kohl

- ▶ Gurke

- ▶ Brokkoli

- ▶ Blumenkohl

- ▶ Aubergine

- ▶ Paprika

- ▶ Zwiebeln

- ▶ Avocado

- ▶ Oliven

- ▶ Beeren

- ▶ Tofu

- ▶ Nüsse & Samen

- ▶ Soja-Produkte

- ▶ Öle

Damit lassen sich bereits reichlich Gerichte zubereiten. Wenn Sie dann noch die Vielfalt der Gewürze und die zahlreichen Zubereitungsmöglichkeiten – roh, gekocht, gebraten etc. – berücksichtigen, dann sind Sie mit den genannten Nahrungsmitteln reichlich gerüstet. Hinzu kommt, dass wenn Sie eine zyklische ketogene Ernährung wählen, Sie an einem Tag oder zwei Tagen in der Woche sogar die kohlenhydratreicheren Lebensmittel konsumieren dürfen. So öffnen sich somit viele Türen, um als Keto-Vegetarier nach wie vor die kulinarischen Genüsse abwechslungsreich auszukundschaften.

Veganer: Eiweiß kein Problem!

Häufig heißt es, Veganer würden bei Ernährungsweisen mit reduzierter Kohlenhydratzufuhr große Probleme bekommen, auf eine ausreichende Eiweißzufuhr zu kommen. Auf den ersten Blick bestätigt sich dies. Denn wenn Sie sich die obige Liste mit Lebensmitteln erneut vor Augen führen, die Keto-Vegetarier essen dürfen, dann gilt gleiches für Veganer, wobei allerdings die folgenden Lebensmittel entfallen:

- ▶ Eier

- ▶ Milch

- ▶ Käse

- ▶ Butter

Zugleich sind dies jene Lebensmittel, die einen hohen Eiweißgehalt haben. Aber es sind eben nicht die einzigen! Folgende Lebensmittel aus der obigen Liste überzeugen ebenfalls durch einen hohen Eiweißgehalt und sind Veganern definitiv erlaubt:

- ▶ Spinat

- ▶ Tofu

- ▶ Nüsse & Samen

- ▶ Soja-Produkte

Unter Berücksichtigung der Tatsache, dass in der ketogenen Ernährung ohnehin nur knapp 15 Prozent Eiweiß täglich in der Nahrung enthalten sein muss, reichen die vorhandenen Optionen für eine angemessene Eiweißzufuhr absolut aus. Falls Sie als Veganer die zyklische ketogene Ernährung machen, profitieren Sie wie bereits der Vegetarier bzw. die Vegetarierin von den Refeed-Days, an denen Sie durch die erlaubten Kohlenhydrate wieder mehr Optionen haben.

Abschließende Hinweise für Vegetarier & Veganer

Bereits ohne die zusätzlichen Regeln und Auflagen der ketogenen Ernährung sind Vegetarier sowie Veganer – insbesondere aber Veganer – den Risiken für bestimmte Mangelerscheinungen verstärkt ausgesetzt:

- ▶ Unterversorgung mit Vitamin B12

- ▶ Mangel an Biotin

- ▶ Mangel an Jod

Eine Unterversorgung mit Vitamin B12 betrifft in allererster Linie die Veganer, da es in tierischen Lebensmitteln vorkommt und diese bei Veganern nicht auf dem Speiseplan stehen. Aus diesem Grund wird Veganern grundsätzlich immer empfohlen, Vitamin B12 zusätzlich zu supplementieren. Dies ist während einer Keto-Ernährung ebenso der Fall. Da Vitamin B12 zum

Aufbau von Eiweißen und der für den Sauerstofftransport unerlässlichen roten Blutkörperchen beiträgt, ist eine zusätzliche Ergänzung über Präparate ein Muss. Zudem wird Vitamin B12 nachgesagt, in der Prävention von altersbedingten Erkrankungen wie der Demenz eine wichtige Funktion einzunehmen.

Des Weiteren sei das Vitamin H, Biotin genannt, erwähnt, da es für eine gesunde Haut sorgt und bei der Verstoffwechslung von Fetten, Kohlenhydraten sowie Aminosäuren eine wichtige Rolle innehat. Oftmals ist das Vitamin H in Diskussionen wenig präsent, da es in reichhaltig Lebensmitteln vorhanden ist. Doch dies sind ausgerechnet die Lebensmittel, die bei einer veganen Keto-Ernährung nicht vorhanden sind. Sollten Sie die zyklische ketogene Ernährung wählen, dann ist das Problem aus der Welt, da Sie durch den zwischenzeitlichen Konsum von Vollkornprodukten dieses Defizit ausgleichen. Aber wenn Sie sich durchgehend ketogen und vegan ernähren, empfiehlt sich auch hier ein Nahrungsergänzungsmittel.

Jod zählt zur Gruppe der Spurenelemente. Typische und reichhaltige Quellen sind Fisch, Milch, Weizen und Salat. An dieser Stelle könnte man meinen, dass sowohl Keto-Veganer als auch Keto-Vegetarier mit der Bedarfsdeckung an Jod kein Problem haben sollten. Doch die Realität zeigt, dass in Deutschland die Jod-Zufuhr in einem nicht optimalen Rahmen liegt (Bundesministerium für Ernährung und Landwirtschaft, 2019). Somit sind die Nicht-Veganer und Nicht-Vegetarier ebenso betroffen wie Personen, die gerade keine Keto-Ernährung oder Ähnliches machen. Grund hierfür ist, dass Jod in den meisten Quellen nur in zu geringen Mengen vorhanden ist. Meeresfisch, der reichhaltig an Jod ist, wird aufgrund des tendenziell hohen Preises nur sehr selten konsumiert. In diesem Fall ist es wieder angeraten, über eine Nahrungsergänzung durch entsprechende Jod-Präparate nachzudenken, zumal Jod wichtige hormonelle Funktionen entscheidend unterstützt (Flemmer, 2019). Ein Mangel kann im Kindesalter zu Fehlbildungen der Luft- und Speiseröhre sowie bei Erwachsenen zu Problemen mit der Schilddrüse führen.

Wie bereits vorher empfohlen, unterziehen sich idealerweise auch Veganer und Vegetarier regelmäßigen Check-ups beim Arzt. Durch eine zwischenzeitliche Blutabnahme wird herausgefunden, wo eventuell Nachholbedarf besteht. Es kann durchaus sein, dass bei Ihnen im Hinblick auf die verschiedenen Vitamine und Mineralstoffe gar kein Mangel vorhanden ist. In diesem Fall haben Sie eine Bestätigung, dass Sie vieles richtig machen. Bei Mängeln wiederum erfahren Sie beim Arzt, wie Sie durch natürliche Ernährung diese Mängel beheben können oder aber Sie erhalten einen Fingerzeig in Richtung Nahrungsergänzungsmittel..

Der 14-Tage-Plan: Vorgaben, Hilfestellungen & Lösungen

Nun, da wir uns ausreichend mit einigen potenziellen Hürden auseinandergesetzt haben und informiert sind, wie die ketogene Ernährung sich in den verschiedensten Fällen in den Alltag einbinden lässt, gehen wir direkt in die Praxis hinein: Gemeinsam werfen wir nun einen Blick auf einen 14-Tage-Plan, wie Ihre Keto-Ernährung bzw. Keto-Diät aussehen könnte. Dabei erhalten Sie Vorschläge zu Gerichten, Essenszeiten, weiteren Aktivitäten und Tipps zu Sondersituationen. Genaue Rezepte allerdings werden Sie hier noch nicht erhalten. Diese warten vor dem Schlussteil im vorletzten Kapitel des Buches und werden sehr präzise erläutert. In diesem 14-Tage-Plan geht es lediglich darum, dass Sie einen Eindruck davon erhalten, welche Essenszeiten sich anbieten, welche Lebensmittel sich wie kombinieren lassen und was für zusätzliche Aktivitäten Sie machen können. Wenn Sie diesen 14-Tage-Plan als Grundlage für die Rezeptfindung und Ihre eigenen Planungen nehmen, werden Sie darum herum ein sehr abwechslungsreiches eigenes Programm entwickeln können. Einige letzte Hinweise vor dem Plan:

▶ Der Plan ist für Personen entworfen, die auch Fleisch und Fisch konsumieren.

▶ Es wird davon ausgegangen, dass Sie einen Alltag mit geregelten Arbeitszeiten tagsüber pflegen. Sollten Sie in Nachtschichten arbeiten, dann können Sie diesen Plan dennoch weitestgehend befolgen, aber müssen die Essenszeiten entsprechend anpassen.

▶ Dieser Plan geht von einer zyklisch ketogenen Ernährung aus mit 6 Tagen maximal 50 Gramm Kohlenhydraten täglich und einem Tag mit einer erhöhten Kohlenhydratzufuhr pro Woche.

Der Plan

Zunächst werfen wir einen Blick auf die drei Mahlzeiten des Tages: Frühstück, Mittagessen und Abendessen. Eventuelle Snacks für zwischendurch nehmen wir im separaten Abschnitt unter die Lupe, der nach diesem 14-Tage-Plan auf Sie wartet.

Tag 1

Frühstück: Gebratene Eier mit Avocado, Tomaten & geräuchertem Speck
Mittagessen: Heringsfilet mit Spinat & Gemüse nach Wahl
Abendessen: Salat mit Oliven, Feta & Macadamianüssen

Tag 2

Frühstück: Kokosmilch-Chiapudding mit Kokosnussflocken & Walnüssen
Mittagessen: Salat mit Thunfisch & Pilzen
Abendessen: Zucchini mit Pulled Pork

Tag 3

Frühstück: Eier mit Pesto & Bacon
Mittagessen: Steak mit Blumenkohlreis, Käse, Kräutern & selbst gemachtem Avocado-Dip
Abendessen: Handvoll Nüsse & Selleriestangen mit Guacamole & Salsa

Tag 4

Frühstück: Omelett mit Ei, Tomate, Basilikum & Ziegenkäse
Mittagessen: Gemüse-Ratatouille mit Auberginen, Zucchini, Paprika, Zwiebeln, Tomaten & Cashew-Nüssen
Abendessen: Weißer Fisch, Ei & Brokkoli

Tag 5

Frühstück: Hart gekochte Eier mit Salat, Tomaten & Mandeln
Mittagessen: T-Bone-Steak mit Rosenkohl
Abendessen: Salat mit Tofu, Avocado & Walnüssen

Tag 6

Frühstück: In Butter gebratene Eier mit Pesto & Chia-Samen
Mittagessen: Mit Hackfleisch & Gemüse gefüllte Aubergine
Abendessen: Geflügelsuppe

Tag 7 (Refeed-Day)

Frühstück: Naturjoghurt mit Obst & Vollkornmüsli
Mittagessen: Röstkartoffeln mit Blattsalat & Pute
Abendessen: Handvoll Nüsse mit gebratener Paprika & Zwiebeln

Tag 8

Frühstück: Rührei mit Speck, Pilzen & Macadamia-Nüssen
Mittagessen: Garnelensalat mit Olivenöl & Avocados
Abendessen: Lachsfilet mit Spinat & Pinienkernen

Tag 9

Frühstück: Brokkoli-Spargel-Suppe
Mittagessen: Tofu mit Pilzen & Salat in Walnuss-Öl
Abendessen: Chicken-Wings& Krautsalat

Tag 10

Frühstück: Omelett mit Ei, Tomate, Basilikum & Ziegenkäse
Mittagessen: Rindfleisch-Braten mit gekochtem Gemüse
Abendessen: Fleischbällchen, Cheddarkäse & Gemüse

Tag 11

Frühstück: Warmes Wasser mit gepresster Zitrone & einer Handvoll Beeren
Mittagessen: Hähnchenbrust mit Blumenkohl & Brokkoli
Abendessen: Gebratene Eier mit Avocado, Tomaten & geräuchertem Speck

Tag 12

Frühstück: Hart gekochte Eier mit Salat, Tomaten & Mandeln
Mittagessen: Garnelensalat mit Olivenöl & Avocado
Abendessen: Salat mit Oliven, Feta &Walnüssen

Tag 13

Frühstück: Rührei mit Tomaten, Zwiebeln, Paprika & Pinienkernen
Mittagessen: Orientalischer Eintopf mit Zucchini, Auberginen & charakteristischer Kurkuma-Würze
Abendessen: Salat mit Tofu&Macadamianüssen

Tag 14 (Refeed-Day)

Frühstück: Vollkornbrötchen-Burger mit Spiegelei, Speck, Avocado, getrockneter Tomate & French Dressing
Mittagessen: Vollkornnudeln mit Gemüse in Tomaten-Sauce
Abendessen: Zucchini mit Pulled Pork

Hinweise zum Plan

Selbstverständlich dürfen Sie an den einzelnen Gerichtsvorschlägen Änderungen vornehmen. Insbesondere in Sachen Würzung haben Sie relativ viel Spielraum und verleihen damit jeder Speise einen enormen Besonderheitswert. Achten Sie allerdings im Rahmen Ihrer Änderungen darauf, die Regeln der Keto-Ernährung einzuhalten:

▶ Vorgegebener Anteil der Fette, Proteine und Kohlenhydrate muss eingehalten werden, wobei einzig der wöchentliche Refeed-Day die Ausnahme bildet.

▶ Fettreiche Lebensmittel müssen gesunde Fette und eine hohe Qualität aufweisen.

▶ Kohlenhydrate an Refeed-Days stammen in allererster Linie aus Vollkornprodukten.

▶ Halten Sie Ihre angepeilte Kalorienbilanz ein.

▶ Passen Sie immer die Mengen bzw. den Umfang der Gerichte Ihrem Kalorienbedarf an, um abzunehmen oder aber das Gewicht zu halten.

Die Snacks

Wenn Sie Ihren Ernährungsplan durchführen und hierfür Ihre tägliche Kalorienzufuhr ausrechnen, was Sie im ersten Kapitel gelernt haben, dann ist es klug, wenn Sie nicht Ihre gesamten Kalorien für die drei Hauptmahlzeiten Frühstück, Mittagessen und Abendessen einplanen. Lassen Sie ruhig einen Teil der Kalorien für den Hunger zwischendurch übrig. Es empfiehlt sich insgesamt, drei Hauptmahlzeiten und zwei kleinere Nebenmahlzeiten einzuplanen. So vermeiden Sie Hungerphasen und haltend das Energielevel konstant, was bei nur drei Hauptmahlzeiten – insbesondere in Diätzeiten – schwer ist. Insbesondere in der Vormittagszeit im Büro oder aber während der Spätschicht mehrere Stunden nach dem Mittagessen kommen verstärkt Hungerphasen auf. Zu diesen Zeitpunkten empfiehlt sich die Einnahme folgender Snacks:

▶ Nüsse, Mandeln & Samen in Kombination mit Käse oder auch allein wirken aufgrund des hohen Gehalts an gesunden Fettsäuren sehr sättigend

▶ Guacamole mit Zucchini, Gurke & weiterer Rohkost

- ▶ Oliven & geschnittene Salami

- ▶ Kleine Salate mit wenigen Zutaten

- ▶ Sellerie, Paprika & Gurke mit verschiedenen Dips

- ▶ Selbstgemachte Milchshakes mit geringem Zucker- & Kohlenhydratgehalt

Was im Rahmen der Keto-Ernährung durchaus erlaubt ist, sind Süßstoffe natürlicher Herkunft. Hierzu gehört beispielsweise die Stevia-Pflanze als eine gute Option, um Milchshakes die nötige Süße zu verpassen und gleichzeitig nicht gegen die Regeln der Keto-Ernährung zu verstoßen.

Wichtig zwischendurch: Stets trinken

Der Körper profitiert von einer erhöhten Flüssigkeitszufuhr. Horrorszenarien, wie von Innen zu ertrinken oder aber durch Kaffee auszutrocknen (Anmerkung: Kaffee besteht zum größten Teil aus Wasser!) gehören ins Reich der Fabeln verwiesen. Insbesondere Wasser erweist sich mit seinem hohen Gehalt an Mineralien als wahrlich wertvoll. Spezielle Heilwässer enthalten sogar einen besonders hohen Gehalt an Mineralien, wodurch Sie Ihren Körper noch besser versorgen und den Stoffwechsel in Gang halten. Doch auch Leitungswasser ist völlig in Ordnung, falls Sie Kosten sparen möchten. Was die wenigsten wissen: Leitungswasser ist das Wasser mit den strengsten Hygienevorschriften in Deutschland! Weitere empfehlenswerte Getränke sind Tee und Kaffee. Näheres zu der richtigen Getränkeauswahl und den Eigenschaften von Wasser und Co. erfahren Sie im nächsten Kapitel.

Aktivitäten: Wann und wie viel?

In dem vorigen Kapitel wurde Ihnen bereits nahegelegt, Aktivitäten mit einzubauen. Diese sind idealerweise sportlicher Natur, um eine Diät oder gar angepeilten Muskelaufbau und die Herausformung der Figur zu begünstigen. Doch neben sportlichen Aktivitäten steht es Ihnen frei, ebenso stille und entspannte Tätigkeiten in Ihren Plan für die Ernährungsumstellung mit aufzunehmen. Wenn Sie ruhigeren Tätigkeiten mit einem niedrigen körperlichen Aktivitätslevel nachgehen, steht es Ihnen frei, zu welchem Zeitpunkt Sie diese ausüben. Sollten Sie jedoch sportlichen Aktivitäten nachgehen, dann halten Sie sich an folgende Regeln:

- ▶ Bis zu drei Stunden vor dem Sport keine fetthaltigen oder nur sehr wenige fetthaltige Lebensmittel zu sich nehmen. Grund: Fett liegt länger im Magen als Protein oder Kohlenhydrate!

- ▶ Definitiv den Sport auf die Refeed-Days legen. Grund: Mit der durch die Kohlenhydrate gelieferten Energie können Sie sportlich sehr gute Leistungen abliefern!

▶ Als Anfänger nicht übertreiben. Grund: Der Körper reagiert bei langem Abstand vom Sport stark und für mehrere Tage mit Muskelkater! Geben Sie Ihrem Körper anfangs die benötigte Regeneration.

▶ Auch als Fortgeschrittener langsam vorgehen. Grund: Zwar haben Sie bereits einen Vorsprung und sind körperliche Belastung gewöhnt, doch wird sich die Leistung nach der Umstellung auf den Fettstoffwechsel steigern und mit ihr das Niveau. Gehen Sie kleine Schritte und lassen Sie sich nicht zu überhasteten Handlungen und Plänen hinreißen.

Halten Sie den gesamten Plan mit den Mengen am besten schriftlich fest und integrieren Sie ihn in eventuell vorhandene Visualisierungen, wie Sie sie im letzten Kapitel vorgeschlagen bekommen haben. Was zunächst nach Aufwand klingt, hält sich bei genauerem Hinblick im Rahmen: Notieren Sie am besten direkt nach der jeweiligen Mahlzeit bzw. Tätigkeit, wann und wie Sie sie gemacht haben. Dann haben Sie zusätzlich zur Visualisierung noch eine weitere Dokumentation. So ist es Ihnen möglich, später nachzuverfolgen, in welchen Zeitabschnitten Sie die größten Fortschritte gemacht haben und inwiefern dies mit den Mahlzeiten sowie Aktivitäten zusammenhängt. Dadurch wird es Ihnen ermöglicht, Ihre Diät zwischendurch komplett zu analysieren und zu optimieren. Ein Beispiel zum leichteren Verständnis:

Sie nutzen zur Visualisierung ein Diagramm. Dieses beinhaltet ein wöchentliches Wiegen, wöchentliche Bilder und die Einzeichnung des Gewichtsverlaufes anhand einer Strecke, die sich aus dem gewogenen Gewicht in dem jeweiligen Zeitraum ableitet. Nochmal zur Erinnerung: Mit der Visualisierung haben Sie Ihren Fortschritt permanent vor Augen und eine Motivation, weiter dran zu bleiben. Nun fügen wir dieser Visualisierung, wie im Tipp erklärt, Anhänge mit den wöchentlichen Rezepten und sportlichen Aktivitäten hinzu. Nun sehen Sie, dass Sie in der fünften Woche wesentlich mehr abgenommen und sich wohler gefühlt haben als in der dritten Woche. Auch im Vergleich zu den anderen Wochen war die Woche Nr. 3 eher bescheiden, wie Ihnen die Werte und der Gewichtsverlauf aus dem Diagramm zeigen. Sie können sich nun – da Sie die dritte Woche mit Rezepten und Dokumenten dokumentiert vorliegen haben – ansehen, was Sie im Vergleich zu den erfolgreicheren Wochen hier anders gemacht haben, damit Sie die Fehler nicht wiederholen. Vielleicht erkennen Sie, dass Sie weniger Sport gemacht haben oder aber durch ein bestimmtes Gericht mehrmals die maximale tägliche Kohlenhydratzufuhr überschritten haben. Was auch immer es ist: Die Visualisierung und gleichzeitige Dokumentation gewährleisten eine erfolgreichere Diät. Gleichzeitig agieren Sie viel professioneller, wodurch Sie sogar Ihr Fachwissen beträchtlich anreichern und zu einer Expertin werden. So zieht Sie die Keto-Ernährung bzw. Keto-Diät in einen Sog, der Ihnen eine enorme Disziplin verleiht und aus dem Sie ebenso für die anderen Wege und Ziele Ihres Lebens lernen werden.

Ketogene Rezepte im Thermomix: Schnelle & einfache Zubereitung

So viel zur ketogenen Ernährung an sich fürs Erste Doch dieses Buch behandelt eine Besonderheit; nämlich die ketogene Ernährung für den Thermomix. Dieser hat tatsächlich im Rahmen der ketogenen Ernährung gewisse Vorteile, die Ihnen im Rahmen der Ernährungsumstellung an vielen Ecken und Enden die Last von den Schultern nehmen. In diesem Kapitel beleuchten wir den zweiten Hauptakteur dieses Buches neben der Keto-Ernährung: Den Thermomix!

Was ist der Thermomix?

Für all jene, die mit der Thematik möglicherweise nur bedingt vertraut sind, gucken wir uns zuerst den Thermomix als Gerät an. Es handelt sich hierbei um ein Küchengerät, welches zahlreiche Abläufe in einem vereint und gerade deutlich im Aufwärtstrend ist, was die Anschaffung und Nutzung für den eigenen Haushalt angeht. Die Abläufe, die Ihnen der Thermomix bietet, sind dabei die folgenden:

- Aufwärmen
- Umrühren
- Zerkleinern
- Mixen
- Garen
- Wiegen
- Häckseln
- Fermentieren
- Kochen
- Und vieles mehr…

Die Funktionen variieren mit dem jeweiligen Modell. Zudem haben einige Modelle sogar eine integrierte Funktion für das sogenannte Guided Cooking. Beim Guided Cooking haben Sie die Rezepte im Gerät und bekommen diese Schritt für Schritt als Anleitung zur Umsetzung vorgetragen. Doch Achtung: Ihr Thermomix wird wohl nur wenige Rezepte enthalten, die sich für eine ketogene Ernährung eignen. Deswegen ist die Funktion des Guided Cooking in unserem Fall nicht besonders relevant.

Fakt ist jedoch bisher: Der Thermomix vereint zahlreiche Funktionen unter einer Haube, wodurch Sie schneller und einfacher in der Küche bei der Zubereitung von Gerichten unterwegs sind. Damit widmen wir uns einer kurzen Betrachtung der Vor- und Nachteile

Welche Vorteile bringt Ihnen der Thermomix – insbesondere in der ketogenen Ernährung?

Der Thermomix hat einige Vorteile zu eigen, die sich definitiv nicht leugnen lassen:

▶ Platzersparnis: Durch den Umfang an Funktionen werden andere Küchengeräte wie eine Waage, ein Mixer und weitere überflüssig.

▶ Schnelligkeit: Dank der All-in-One-Dienste, die der Thermomix erbringt, nimmt er Ihnen vieles an aufwendiger Kleinarbeit ab, die ansonsten einen hohen Zeitaufwand erfordern.

▶ Einfachheit: Aufgrund der Tatsache, dass Ihnen das Wechseln zwischen vielen Geräten erspart bleibt, profitieren Sie von einfachen Abläufen.

▶ Präzision: Je tiefer Sie mit den Abläufen und Funktionen des Geräts vertraut werden, umso präziser werden Sie es bedienen können, was Ihnen besonders akkurate Arbeit bei der Zubereitung der verschiedensten Speisen garantiert.

▶ Kostenersparnis: Zwar ist der Anschaffungspreis für einen Thermomix hoch, doch die in der Folge geringen Verbrauchskosten gleichen die Bilanz nicht nur aus, sondern lassen eine lukrative Investition zurück.

Dies sind die allgemeinen Vorteile. Sie gelten in der Keto-Ernährung ebenso wie in jeder anderen Ernährungsform. Doch speziell bei der Umstellung auf die Keto-Ernährung hat der Thermomix noch zwei weitere wichtige Vorteile: Zum einen macht er Ihnen die Ernährungsumstellung leichter und zum anderen hilft er Ihnen, Hürden in der Zubereitung zu überwinden. Stellen Sie es sich wie folgt vor:

Sie haben sich bisher größtenteils von simplen Gerichten ernährt und hatten des Öfteren nur bedingt Ansprüche an die Qualität der Gerichte. Eventuell waren Sie sogar anspruchsvoll, aber haben sich unterm Strich selten von den Lebensmitteln ernährt, die in der Keto-Ernährung zur Anwendung kommen. Nun plötzlich stehen zahlreiche neue Lebensmittel auf dem Programm, deren Zubereitung Sie sich nicht auf Anhieb sicher sind. Dies sorgt für Ungewissheit und behäbige Abläufe. Es kommen insbesondere zu Beginn der Keto-Ernährung erste Hürden auf. Dies ist hin und wieder ein Grund dafür, dass die Ernährungsumstellung zunehmend von Unlust und mangelnder Motivation bzw. Zuversicht begleitet wird. Doch der Thermomix nimmt Ihnen diese Anfangshürden ab; er beseitigt diese!

Mit dem Thermomix gelingt Ihnen in der Regel die Zubereitung zuvor unbekannter Lebensmittel und Speisen in einer hohen Qualität und die Umstellung wird sogar potenziell von einer Euphorie begleitet, weil Sie höchst qualitative Gerichte aus dem Ärmel zaubern.

Was für Nachteile bringt der Thermomix mit sich?

Nun liegt es jedoch in der Natur des Thermomixes, einige meistens unerwünschte Begleiterscheinungen zu liefern:

▶ Lautstärke: Je nach Funktion und Inhalt des Thermomixes ist er teils sehr laut. Selbst das Kochen geht mit einer höheren Lautstärke als auf dem Herd im Topf vonstatten.

▶ Anschaffungspreis: Der Anschaffungspreis fällt hoch aus. Obgleich die Qualität sowie die Kostenersparnis in der Folge im Vergleich zu anderer Küchenausstattung dies rechtfertigen, sollte die Anschaffung dieses Geräts überlegt erfolgen.

▶ Kein Braten & Backen: Beim Braten und Backen müssen Sie auf Herd bzw. Ofen ausweichen.

Inwiefern diese Aspekte als Nachteile ausgelegt werden können, ist Ansichtssache. In jedem Fall zeigt sich, dass das Garen von Gemüse als Alternative zum Braten ohnehin mehr Mikronährstoffe „am Leben erhält" und somit die gesündere Variante ist. Währenddessen ist Lautstärke auch bei einem normalen Mixer gegeben. Zudem macht ebenso eine Dunstabzugshaube beim Kochen auf dem Herd reichlich Lärm. Letzten Endes wiegen somit die meisten Nachteile kaum. Es ist auf lange Sicht lediglich eine Frage der Gewöhnung, bis nur noch die Vorteile greifen und durch den Thermomix ein enormer Mehrwert entsteht.

Überlegen Sie sich, wie viel Geld Sie für hochwertige Töpfe und Pfannen ausgeben und wie viele Ressourcen dafür geopfert werden müssen, wenn Sie Ihre Küchenausstattung bei der Zubereitung eines Gerichts mehrfach reinigen und wechseln müssen. Wägen Sie nun im Vergleich dazu den Luxus ab, mit dem Thermomix alles in einem Gerät zubereiten zu können. Lohnt sich der Thermomix? Treffen Sie Ihre Entscheidung!

7 kostbare Tipps zur optimalen Nutzung & Pflege des Thermomix

All der Einfachheit und all den Vorteilen zum Trotz ist der Thermomix für Sie entweder ein neues Gerät oder aber eines, dass Sie sich bereits angeschafft, dessen Geheimnisse Sie womöglich aber noch nicht vollkommen entschlüsselt haben. Damit Sie es noch einfacher – oder gar maximal einfach – bei der Keto-Ernährung haben, folgen nun sieben Tipps zur optimalen Nutzung des Thermomix. All die Tipps sind sorgsam zusammengestellt und liefern die Lösung für die am häufigsten auftretenden Probleme beim Thermomix.

Tipp #1: So entfernen Sie den Teig richtig!

Tatsächlich wird des Öfteren im Rahmen der Rezepte im übernächsten Kapitel mit Hilfe des Thermomix Teig zubereitet. Falls Sie sich nun fragen, inwiefern Teig kohlenhydratarm sein kann, dann müssen Sie nur die Rezepte abwarten, die allesamt ausgewählte Zutaten beinhalten und sogar kohlenhydratarmen Teig zur Realität werden lassen. Nun mag die Zubereitung des Teigs mit dem Thermomix bemerkenswert einfach sein, doch das Rausholen des Teigs ist eine potenzielle Herausforderung. Hierzu gibt es zwar einen mitgelieferten Spatel, der beim Rausholen unterstützen soll. Aber der Spatel erweist sich nur bedingt als eine vertrauenswürdige Hilfe. Deswegen der Tipp: Stellen Sie den Topf des Thermomix auf den Kopf und rütteln Sie leicht am Schneidwerk hin und her. Eventuell helfen Sie mit dem Spatel etwas nach und so erledigen die Schwerkraft in Zusammenarbeit mit dem Spatel alles ganz zuverlässig und sauber.

Tipp #2: Dies machen Sie mit anfallenden Resten!

Wenn Sie eines der vielen möglichen Desserts im Thermomix zubereiten, kann es sein, dass Reste im Topf zurückbleiben. Diese zu verschwenden, wäre schade. Glücklicherweise gibt Ihnen der Thermomix durch die vielen Funktionen in einem die Chance, auch die Reste optimal zu verwerten. Gießen Sie etwas Flüssigkeit hinzu, die zu den jeweiligen Resten geschmacklich passt (z. B. Milch zu Früchten oder Wasser zu Saucen), und betätigen Sie die Funktion, mit der Sie den Inhalt des Thermomix-Topfes verrühren können. Durch das Verrühren werden die Reste maximal gelöst und Sie können Ihren Milchshake oder aber Ihr anderweitiges „Resteprodukt"verwenden.

Tipp #3: Klingen optimal reinigen!

Im Thermomix integriert für einige der erforderlichen Funktionen sind u. a. Messer. Diese Messer bestehen jedoch aus Edelstahl und laufen nach einiger Zeit an. Wollen Sie den Klingen wieder den neuwertigen Glanz verleihen, so tun Sie Backpulver darauf, reiben dieses mit einem nassen

Lappen vorsichtig ein und warten zwei Stunden ab. Waschen Sie demnächst Ihren Thermomix, so sollten die Klingen in dem altbekannten Glanz erstrahlen.

Tipp #4: Üble Gerüche verschwinden meistens von selbst – oder Kaffee hilft!

Wenn Sie bestimmte Speisen bzw. Lebensmittel im Thermomix zubereiten, ist es durchaus möglich, dass dieser mit der Zeit einen üblen Geruch annimmt, der sich nur schwer beseitigen lässt. In diesem Fall dürfen Sie sich die mühevollen Reinigungen sparen, die ohnehin nichts bringen. Anstelle dessen lassen Sie am besten den ausgewaschenen Thermomix einfach über Nacht geöffnet. Am Morgen ist der unerwünschte Geruch in der Regel fort. Sollte dies nicht der Fall sein, dann hilft es, Kaffeebohnen darin zu mahlen. Kaffee ist ein Naturtalent darin, üble Gerüche zu kaschieren und verschwinden zu lassen. Nicht umsonst werden in einigen Regionen der Welt Kaffeesätze als Schichten für Naturklos verwendet, um Gerüche zu beseitigen.

Tipp #5: Flecken gar nicht erst entstehen lassen!

Allem voran farbenfrohe Gerichte sind für die Entstehung von Flecken an den verschiedensten Küchengeräten und in zahlreichen Materialien verantwortlich. An dieser Stelle empfiehlt es sich einerseits, dass Sie nach der Zubereitung von Speisen direkt den Thermomix reinigen. So betreiben Sie effektiv Prävention gegen das Problem. Sollte es bereits zu spät sein und der Thermomix von Flecken gezeichnet, dann stellen Sie das Gerät einfach in die Sonne. In einigen Stunden schon beseitigt die UV-Einstrahlung die Flecken.

Tipp #6: Der Spatel ist empfindlich!

Ebenso wichtig, wie der Spatel in der Nutzung des Thermomix ist, mindestens genauso empfindlich ist dieses Küchenzubehör zugleich. Durch den Einsatz beim Rauskratzen kommt der Spatel häufig mit dem Schneidwerk in Kontakt, was nach einiger Zeit Spuren und eventuell Schäden am Spatel hinterlässt. Die optimale Lösung, sobald der Spatel kaputt ist: Ersetzen Sie ihn nicht durch einen speziellen Spatel für den Thermomix, der einiges kostet. Kaufen Sie sich stattdessen einen einfachen Silikonspatel, den Sie in diversen Läden und Supermärkten vorfinden: Mehr Robustheit zu wesentlich kleinerem Preis!

Tipp #7: Passende Rezepte aussuchen, um die Vorteile optimal auszunutzen!

Im Rahmen der Keto-Ernährung und ebenso jeder sonstigen Ernährungsweise gibt es Rezepte, die sich mehr und weniger für den Thermomix eignen. Im Eifer des Gefechts kann schnell vergessen werden, dass der Thermomix bei einigen Rezepten kaum einen Nutzen entfaltet. Durch unsere Rezepte im übernächsten Kapitel profitieren Sie davon, dass Sie eine erlesene Auswahl an Speisen haben werden, die sich größtenteils allein mit dem Thermomix zubereiten lassen. Achten Sie auch bei der eigenen Rezeptsuche darauf, dass Sie die richtige Rezeptwahl treffen. Insbesondere im Internet sollten Sie jedes Rezept kritisch hinterfragen. Denn während diverse Rezepte als Thermomix-Rezepte angegeben sind, ist das Gerät leider nicht immer Teil der beschriebenen Zubereitung dieser Rezepte. Lesen Sie aufmerksam, stimmen Sie auf Ihre Keto-Ernährung ab und gehen Sie mit dem Thermomix an der Hand mit bestens geeigneten Rezepten einen leckeren, gesunden und komfortablen Weg.

Die Kernfrage: Macht der Thermomix nicht alles zu einfach und nimmt den Spaß in der Küche?

Zuletzt wird in diesem Kapitel über den Thermomix auf einen häufig auftretenden Punkt von Kritikern eingegangen. Dieser meint, der Thermomix mache diverse Abläufe in der Küche zu einfach, raube einem mit der Zeit die Selbstständigkeit und sei ebenso ein den Spaß beim Kochen minderndes Gerät. Dies ist zwar ein nachvollziehbarer Punkt der Kritiker, doch Tatsache ist, dass Sie entscheiden, inwiefern Ihnen der Thermomix hilft. Niemand zwingt Sie, das Gerät und ausschließlich das Gerät zu nutzen. Sind beispielsweise Freunde oder Bekannte da, dann können Sie es gern beiseitestellen und in geselliger Runde alles händisch erledigen. Doch als Option ist ein Thermomix immer eine hervorragende Sache. So haben Sie stets zwischen der langsamen eigenen Arbeitsweise und der schnellen, akkuraten durch den Thermomix die freie Wahl. Dies ist die Stärke des Thermomix: Er gibt Ihnen jedes Mal aufs Neue Entscheidungsfreiheiten zwischen Selbstständigkeit oder Unterstützung, Eigenregie oder Mithilfe, Langsamkeit oder Schnelligkeit sowie vielem mehr. So nimmt er insbesondere im Rahmen einer Umstellung auf die Keto-Ernährung und bei akutem Zeitmangel durch Beruf, Familie oder sonstige Verpflichtungen eine wichtige Rolle ein und ist ein dankbarer Helfer; ein dankbarer Helfer, der die Keto-Ernährung noch mehr zu einer Bereicherung und einem Gewinn für Sie persönlich und Ihre Küche macht!

Diese Nahrungsmittel sind Gold wert!

Im Prinzip sind Sie nun optimal für die Durchführung einer Keto-Ernährung informiert. Wenn wir die Dinge mal Revue passieren lassen, dann haben Sie eine Menge gelernt und haben zahlreiche Visualisierungsmethoden auf Lager, mit denen Sie die Diät sogar interaktiv und interessant gestalten können. Nun arbeiten wir nur noch an den Feinheiten. Hierzu werden Sie die einzelnen Lebensmittel näher kennenlernen und merken, wie viele Unterschiede zwischen Wasser und Wasser sowie Fleisch und Fleisch tatsächlich existieren. Denn es ist eine Sache beispielsweise zu wissen, dass man in der ketogenen Ernährung Fleisch und Fette konsumieren soll. Eine andere ist es aber, zu wissen, was wirklich hochwertig ist und was wiederum komplett von dem Ernährungsplan gestrichen werden soll. In diesem Kapitel lernen Sie vier Kategorien kennen:

▶ Öle & Fette

▶ Proteine

▶ Obst, Gemüse & Nüsse

▶ Getränke

Die Einteilung in diese vier Kategorien folgt keiner logischen Struktur, sind doch Nüsse beispielsweise primär hochwertige Fettquellen und könnten ebenso in die erste Kategorie gehören. Die Einteilung ist rein aus Gründen des besseren Erzählstrangs gewählt.

Öle & Fette: Hochwertige Quellen & No-Go's

Beginnen wir die Erörterung mit einem Überblick über die verschiedenen Arten von Fettsäuren. Hier gibt es Hunderte von verschiedenen Strukturen, aber die folgenden wesentlichen Unterteilungen, (Redaktion Gesundheitsportal, 2016):

▶ Gesättigte Fettsäuren

▶ Einfach & mehrfach ungesättigte Fettsäuren

▶ Transfettsäuren

▶ Cholesterin

Was hierbei zu wissen ist, ist, dass einfach und mehrfach ungesättigte Fettsäuren die für den Körper gesündeste Form sind. Zu den mehrfach ungesättigten Fettsäuren gehören die sogenannten Omega-3- und Omega-6-Fettsäuren, die für den Körper sehr wichtig sind, weil dieser sie nicht selbst herstellen kann. Allgemein ist auf Nahrungsmittel mit einem hohen Gehalt an einfach und mehrfach ungesättigten Fettsäuren zu achten.

Die gesättigten Fettsäuren wiederum wirken sich ungünstig auf den Körper aus, da Sie den Triglyzerid- sowie Cholesterin-Wert erhöhen. Dadurch kommt es zu einem gesteigerten Risiko für Herz-/Kreislauferkrankungen. Ebenso verhält es sich mit den Transfettsäuren, die bei der Härtung von Fetten wie in der industriellen Lebensmittelherstellung entstehen. Sie charakterisieren sich zudem durch ihre besonders hohen Schmelzpunkte, was Ablagerungen in den Gefäßen begünstigt und ebenfalls ein sehr großes gesundheitliches Problem darstellt, da es Bluthochdruck und zahlreiche Gefäßerkrankungen fördert.

Cholesterin bringt Gutes und Schlechtes mit sich, je nachdem, welche Fettsäuren die Lebensmittel zusätzlich zum Cholesterin enthalten. Nämlich ist Cholesterin an sich keine Fettsäure, sondern eine fettähnliche Substanz. Zwar spielt Cholesterin im Aufbau von Steroidhormonen und als Baustein für Zellmembranen eine immens wichtige Rolle. Doch bei der Wahl der cholesterinhaltigen Lebensmittel gilt es solche auszusuchen, die einen geringen Gehalt an gesättigten Fettsäuren haben.

Doch was sind denn nun die richtigen Lebensmittel und was ist zu meiden?

Die Lebensmittel erster Wahl

- ▶ Olivenöl, Kokosöl, Nussöle (z.B. Walnussöl, Macadamiaöl) & Avocadoöl, Sonnenblumenöl, Hanföl & Leinöl

- ▶ Ghee aus Weidebutter

- ▶ Weidebutter

- ▶ Sesam, Chia-Samen & Pinienkerne

No-Go's unter den Lebensmitteln

- ▶ Margarine

▶ Industriell verarbeitete bzw. gewonnene Fettquellen

Öle

Wohl kaum ein Lebensmittel rundet verschiedenste Speisen ab wie am Ende das Öl. Ebenfalls dient es zum Braten als wichtige Ressource. Doch auch kaum ein anderes Lebensmittel beinhaltet so viel Gutes und Schlechtes, wie es bei den Ölen der Fall ist. Hier zeigen sich sehr viele verschiedene Meinungen. Während beispielsweise die eine Quelle bei SternTV Rapsöl und Walnussöl den gesunden Ölen zuordnet, ist dies wiederum auf der renommierten Website Foodpunk komplett anders. Tatsächlich hängt vieles von der jeweiligen Anwendung ab – sprich ob das Öl zum Braten oder aber zum Abrunden von Salaten benutzt wird. Doch kristallisieren sich bei einer umfangreichen Betrachtung sämtlicher Quellen allem voran das Olivenöl, Hanföl, Leinöl und Sonnenblumenöl als die gesündesten heraus. Hier punktet das Leinöl durch seinen hohen Gehalt an der wichtigsten Omega-Fettsäure mit dem Namen alpha-Linolensäure. Das Hanföl überzeugt durch den zusätzlichen Gehalt an verschiedenen Formen des Vitamins E. Wiederum das Sonnenblumenöl ist ein Preiskracher: Es kombiniert den günstigen Preis mit einem besonders hohen Gehalt an mehrfach ungesättigten Fettsäuren. Zu guter Letzt das Olivenöl: Dieses ist nicht nur durch sein Aroma ein Klassiker in der Küche, sondern auch durch die antioxidative Wirkung. Es macht im menschlichen Körper Jagd auf freie Radikale, die Zellstrukturen schädigen und bei der Entstehung von Krebs und Rheuma eine Rolle spielen.

Weidebutter

Zwei Mal ist Weidebutter unter den empfehlenswerten Lebensmitteln für Öle & Fette aufgelistet: Ein Mal die Weidebutter selbst und ein mal Ghee aus Weidebutter. Was ist das Besondere an beidem?

Im Grunde genommen liegen beiden nah beieinander. Fakt ist, dass beides sehr gesund ist, weil es frei von Zusatzstoffen ist und von Kühen stammt, die ausschließlich mit Gras gefüttert wurden. Der Unterschied besteht darin, dass das Ghee geklärte Weidebutter ist. Durch das Erhitzen im Herstellungsverfahren werden Milchzucker, Milcheiweiß und Wasser entfernt, wodurch sich die Menge der Weidebutter immens verringert. Dafür jedoch schwinden Kalorien und anstelle dessen bleibt gesundes Butterfett mit einem hohen Anteil an Mikronährstoffen zurück.

Beides ist gesund, jedoch wird Ghee aufgrund seiner reichhaltigen Wirkung auf die Gesundheit, welche Entzündungen hemmt und mit einer größeren Verträglichkeit besticht, in der Regel bevorzugt.

Sesam, Chia-Samen & Pinienkerne

Ähnlich wie bei Nüssen, die in den nächsten Abschnitten noch angesprochen werden, sind Sesam, Chia-Samen und Pinienkerne klein, aber sehr wirkungsvoll. Es sind Lebensmittel, die bereits in geringen Mengen (100 oder 200 Gramm) einen Großteil des täglichen Kalorienbedarfs bei den meisten Erwachsenen abdecken. Deswegen gilt es, insbesondere in Diäten, diese Lebensmittel mit Vorsicht und in kleinen Portionen zu genießen. Wie der 14-Tage-Plan im letzten Kapitel zeigte, werden sie lediglich als Topping bzw. Schmückung bei Gerichten oder aber als kleiner Snack zwischendurch in einer minimalen Menge gegessen. Achten Sie genau auf die Kalorienangaben, wenn Sie diese Lebensmittel wählen. Ansonsten aber sind Sesam, Chia-Samen, Pinienkerne und weitere Samen wie Sonnenblumenkerne und Kürbiskerne im Hinblick auf das Fettsäurenprofil, die Vitamine, hochwertiges Eiweiß sowie Mineralstoffe und Spurenelemente absolut hochwertig.

Proteine: Wieso nicht nur das Produkt, sondern auch die Haltung wichtig ist

Hört man es nicht oft ?

▶ „Schweinefleisch ist sehr fetthaltig und schadet der Gesundheit."

▶ „Fleisch aus artgerechter Haltung ist zu teuer."

▶ „BIO ist Unsinn. Die Lebensmittel sind doch allesamt mit allem möglichen vollgepumpt."

Wir müssen nicht allzu viel darüber debattieren, dass diese Aussagen stark verallgemeinernd und zum Teil verschwörerisch sind. BIO-Fleisch sowie die entsprechenden Höfe unterliegen strengsten Kontrollen seitens der Regierung und die Bauern unterwerfen sich meistens gar freiwillig weiteren Kontrollen. Des Weiteren gibt es reichlich Supermärkte, die eigene Höfe betreiben, welche man besuchen kann, um sich selbst von der artgerechten Haltung der dortigen Tiere zu überzeugen. Dies ist zum Beispiel bei Vorwerk Podemus, einem Bio-Supermarkt in Dresden und der umliegenden Stadt Pirna der Fall.

Auch der Sachverhalt „Schweinefleisch" lässt sich nicht allzu stark pauschalisieren. Zwar steht Schweinefleisch auch in unserem Ratgeber auf der Liste der zu meidenden Lebensmittel, da das Fettsäurenprofil immer ungünstig ausfällt und es viele gesättigte Fettsäuren enthält. Doch was den Fettgehalt angeht, so verhält sich die Sache bereits bedeutend anders. Beispielsweise hat ein Nackensteak vom Schwein genauso viel Fett wiemageres Rindfleisch. Es kommt somit immer auf das jeweilige Körperteil und dessen Eigenschaften an.

Über allem sollte bei der Fleisch-Wahl allerdings die Haltung bzw. bei Fisch die Fangart stehen. Denn beides gibt großen Aufschluss darüber, wie die Qualität des Fleisches ist. Dabei zeigt sich, dass Bio-Produkte womöglich den höchsten Preis haben mögen, aber zugleich definitiv auch die höchste Qualität mit sich bringen. Wieso ist das so?

Über den Nutzen & den Mehrwert von BIO

Tiere, die sich in biologisch artgerechter Haltung befinden, haben bis zur Schlachtung ein unbeschwertes und gesundes Leben (Nah Genuss Blog, 2017):

▶ Ihnen werden keine Antibiotika, Medikamente oder Hormone verabreicht.

▶ Sie ernähren sich ausschließlich von frischem Gras bzw. anderen natürlichen Lebensmitteln wie beispielsweise Getreide und Soja-Bohnen.

▶ Besonders strenge Richtlinien, was die Stallhaltung und den freien Auslauf angeht; insbesondere bei Schweinen.

Es ist regelrecht beeindruckend, wie weit die Auflagen reichen und wie streng sie sind. Dies steigert den Aufwand für die Landwirtschaftsbetriebe immens und rechtfertigt die intensiven Kosten in den Supermärkten. Ein Stall für 100 Bio-Schweine kann beispielsweise bis zu 800.000 Euro kosten! Doch die strengen Auflagen haben eine unmittelbare Wirkung auf die Fleischqualität der Tiere. Denn da hier die Nährstoffe u. a. eingespeichert werden, kommt es bei gesunder Ernährung zu einem hohen Gehalt an essenziellen Omega-3-Fettsäuren. Somit ist BIO-Qualität eine Qualität für sich.

Wenn Sie nach BIO-Fleisch suchen, erkennen Sie es zum einen am BIO-Siegel, zum anderen an weiteren Gütesiegeln und Zeichen. Wenn Sie aufmerksam nachschauen, werden Sie die folgenden Zeichen als Qualitätsmerkmale relativ schnell und einfach finden:

▶ Neuland

▶ Für mehr Tierschutz

▶ Tierschutz-kontrolliert

▶ Initiative Tierwohl

Sollten diese Wappen in Kombination mit einem BIO-Siegel gegeben sein, dann ist von besonders hoher Qualität auszugehen. Sollte kein BIO-Siegel zusätzlich vorhanden sein, so sind die Lebensmittel von minderer Qualität als BIO-Produkte, aber immer noch von hohem gesundheitlichem Mehrwert.

Ähnlich wie beim Fleisch verhält es sich auch bei den Eiern, womit ich nun kurz eine wichtige Eiweißquelle für Vegetarier anschneide. Eier sind gerade deswegen wichtig, weil sie sich günstig auf den Cholesterinspiegel auswirken und viel Vitamin D enthalten. Zudem ist der Gehalt an Cholin von Vorteil, da dieses wichtige Funktionen in Zusammenhang mit dem Zellschutz erfüllt. Insgesamt stellen Eier folgende Vorteile für die Gesundheit dar (Riseon, 2018):

- ▶ Unterstützung der Augen- & Knochenfunktionen

- ▶ Stärkung des Gehirns & Gedächtnisses

- ▶ Verbesserung des Stoffwechsels

- ▶ Positive Auswirkungen auf die Stimmung

Der Vorteil an BIO-Eiern ist, dass diese finanziell auch in größeren Mengen keine Schmerzen verursachen. Das macht sie zu DEM Produkt schlechthin für eine hochwertige Keto-Ernährung.

Wieso bei Fischen die Fangart wichtig ist

Fische können auf die verschiedensten Arten und Weisen gefangen werden. Davon haben einige das Problem, dass sie alles andere als nachhaltig sind: Beispielsweise werden bei Grundschleppnetzen und Langleinen sehr viele Jungtiere und andere Meeresbewohner erwischt, wie Seevögel. Man spricht von der sogenannten Beifangrate, wenn Fische oder Tiere gefischt werden, die eigentlich nicht die Zielobjekte sind. Diese ist bei Grundschleppnetzen mit knapp 80 bis 90 Prozent sogar dramatisch hoch. Hier kommt auch der Meeresboden zu schaden. Wenn Sie damit kein Problem haben, dann können Sie selbstverständlich die günstigsten Fischprodukte kaufen. Doch wenn Sie ein Bewusstsein für diese Problematik entwickeln, dann unterstützen Sie im Idealfall jene Verkäufer, die Fisch aus nachhaltigen Fangmethoden wie den folgenden anbieten:

- ▶ Pelagische Schleppnetze

- ▶ Handangeln (dies können Sie sogar selbst machen und sich damit exzellent die Zeit vertreiben)

- ▶ Rute & Leine

- ▶ Schleppangeln & Kurzleinen

Wie managen Sie die Wahl der richtigen Proteinquellen?

Zweifellos sind Fleisch, Fisch und Eier die wichtigsten Proteinquellen bei einer ketogenen Ernährung; es sei denn, Sie ernähren sich vegan. Doch es kommt für die meisten Personen aus finanziellen Gründen nicht in Frage, täglich Fleisch und Fisch aus biologisch artgerechter Haltung bzw. nachhaltigem Fang zu essen. Tun Sie deswegen das, was am einfachsten und finanziell lukrativsten ist: Priorisieren Sie Eier. Dadurch profitieren Sie mehrfach und haben zudem die höchste biologische Wertigkeit beim enthaltenen Eiweiß. Was Fleisch und Fisch angeht, so achten Sie idealerweise darauf, hier zumindest in regelmäßigen Abständen BIO-Produkte auf Ihrem Einkaufszettel stehen zu haben. Planen Sie idealerweise für besondere Kochabende, Besuche von Bekannten oder aber Kochaktionen im familiären Kreis BIO-Fleisch ein. Sie werden bei den entsprechenden Gerichten deutlich den geschmacklichen Unterschied merken.

Beeren, Gemüse, Früchte & Nüsse: Kleine Helfer mit großer Wirkung

Kommt es Ihnen bekannt vor: Das schöne große Erdbeer-Vanilleeis beim Eiscafé in einem riesigen Becher mit Erdbeeren, Schokosauce und der obligatorischen Waffel als Kür obendrauf?

Streichen Sie alles und nehmen Sie nur die Erdbeeren, wenn die Keto-Ernährung gelingen soll! Klingt dies für Sie als radikaler Einschnitt, so lassen Sie eine Sache außer Acht: Durch den Zuckerentzug im Rahmen der Keto-Diät werden Sie gar nicht auf das Komplett-Paket aus Eis, Schokosaucen und Co. angewiesen sein. Ihr Geschmack wird sich sensibilisieren und alles, was Sie vorher als süß empfunden haben, wird für Sie noch süßer sein. Sie dürfen darauf vertrauen, dass 100 Gramm Erdbeeren zum Joghurt oder als Nascherei zwischendurch vollkommen ausreichend sein werden, um Ihren Drang nach Süßem zu stillen. Mehr noch: Durch Ihren feineren und ausgeprägteren Geschmackssinn im Rahmen der Keto-Ernährung werden Sie noch viel zufriedener sein als nach dem Eisbecher in der Vergangenheit und die Erdbeeren wesentlich stärker genießen können.

Mit den Vitaminen schöpfen Sie noch weitere Vorteile aus einem regelmäßigen Beerenkonsum. Achten Sie allerdings auf den Zuckergehalt, da Sie nur 50 Gramm Kohlenhydrate täglich essen dürfen. Und dies ist sogar die Obergrenze. Da Sie noch weitere Lebensmittel mit einem geringen Anteil an Kohlenhydraten auf dem Speiseplan haben werden, halten Sie den Beerenkonsum eher in einem geringen Rahmen, wie beispielsweise jeden zweiten oder dritten Tag. Je seltener es ist, umso größer wird das Vergnügen sein, wenn es soweit ist.

Folgender Zuckergehalt bei Beeren (je 100 Gramm) hilft Ihnen bei der Orientierung:

- ▶ Brombeeren: 10 Gramm

- ▶ Blaubeeren: 14 Gramm

- ▶ Himbeeren: 12 Gramm

- ▶ Erdbeeren: 8 Gramm

Neben Beeren bieten das Gemüse sowie die Früchte eine enorme Auswahl an. Im Prinzip haben Sie bereits eine umfangreiche Liste an u.

a. empfohlenem Gemüse in dem letzten Kapitel erhalten, die auch jetzt noch gilt. Sie finden sie unter dem Abschnitt für Vegetarier und Veganer. Stattdessen werden wir in diesem kurzen Abschnitt intensiver auf zwei Früchte eingehen. Dabei handelt es sich um:

- ▶ Avocados

- ▶ Zitrusfrüchte

Als regelrechte Powerfrucht gilt die Avocado. Sie bringt die gesündesten Fette, einen hohen Ballaststoffgehalt und zahlreiche Elektrolyte mit sich. Insbesondere, wenn Sie zusätzlich zur Keto-Ernährung Sport treiben, wird die Avocado kaum wegzudenken sein, da durch Schwitzen verstärkt Elektrolyte verloren gehen. Ebenfalls der hohe Gehalt an Kalium zur verbesserten Regulation des Flüssigkeitshaushaltes im Körper ist ein immenser Mehrwert durch die Avocados. Wenn Sie den Konsum forcieren und die Frucht möglichst täglich in den Speiseplan einbauen, dann dürfen Sie sogar darauf hoffen, dass die Keto-Grippe ausbleibt.

Was die Zitrusfrüchte angeht, so empfehlen sich diese sehr zur Anreicherung von Wasser mit Aroma. Pressen Sie einen Teil Zitrone oder Limette ins Wasser aus und trinken Sie dies. So fällt es Ihnen einfacher, auf süße Getränke zu verzichten. Des Weiteren schöpfen Sie aus den enthaltenen Vitaminen. Doch ebenfalls zur Dekoration von Speisen sind Zitrusfrüchte ein großer Nutzen. Beispielsweise macht sich eine Zitronenschale auf gepfeffertem Lachs mit ein paar Spritzern Zitronensaft dekorativ und geschmacklich sehr gut.

Widmen wir uns zu guter Letzt den Nüssen, die verschiedene Gehälter an Fetten und Proteinen sowie Kohlenhydraten aufweisen, doch in jedem Fall sehr gesund sind. Hierzu trägt der hohe Gehalt an einfach und mehrfach ungesättigten Fettsäuren bei. Außerdem sind zahlreiche der Nusssorten reich an Kalzium und Magnesium. Final ein Überblick über den Zuckergehalt einiger Nusssorten (je 100 Gramm), damit Sie sich im Rahmen der erlaubten Grenze Ihrer Keto-Ernährung bewegen:

- Paranuss: 2,1 Gramm

- Macadamianuss: 4,5 Gramm

- Walnuss: 2,5 Gramm

- Cashewnuss: 4,6 Gramm

Durchaus kann es aber vorkommen, dass Sie die genannten Nusssorten mit einem höheren sowie niedrigeren Zuckergehalt pro 100 Gramm vorfinden. Je nach Hersteller und Qualität der Nüsse unterscheiden sich die Angaben. Werfen Sie aus diesem Grund einen genaueren Blick auf den Zuckergehalt auf der Verpackung.

Getränke: Der unterschätzte, aber erhebliche Einfluss

Nun, da das Essen ausführlich abgehandelt wurde und Sie viele Lebensmittel näher kennengelernt haben, können wir uns der Gruppe der Getränke widmen. Selbstverständlich gilt hier ebenso wie bei Lebensmitteln als Leitregel: Auf Kalorien- und Zuckergehalt achten. Wenige Personen nehmen Rücksicht darauf, dass sogar ein gesunder Multivitaminsaft bis zu 400 Kalorien pro Flasche und darüber hinaus enthalten kann. Ganz zu schweigen davon, wie sehr der enthaltene Zucker den Blutzuckerspiegel ansteigen und wieder sinken lässt. Nun gibt es zahlreiche Getränke, die sogenannte Süßstoffe bzw. Zuckeraustauschstoffe enthalten. Welche Einstellung sollten Sie dazu pflegen?

Zwar enthalten die Süßstoffe und Zuckeraustauschstoffe weniger bis gar keine Kalorien, doch haben Sie den Nachteil, dass sie mit ihrer Süße die Lust auf Süßes steigern. In der Regel führt dies zu neuerlichem Zuckerkonsum. Eine erfolgreiche Keto-Ernährung kommt somit ohne Süßstoffe und Zuckeraustauschstoffe aus.

Dies bedeutet, dass in der Liste der empfohlenen bzw. idealen Getränke die folgenden auffindbar sind:

- Wasser

- Tee

- Kaffee

Wasser: Auswahl reicher als gedacht

Der Supermarkt bietet die verschiedensten Wasser-Sorten an:

- ▶ Trinkwasser

- ▶ Mineralwasser

- ▶ Quellwasser

- ▶ Tafelwasser

- ▶ Heilwasser

Trinkwasser ist das Wasser in unseren Leitungen. Es unterliegt den strengsten Anforderungen an Hygiene und ist aufgrund des Vorhandenseins in unseren Leitungen zugleich die günstige Variante.

Mineralwasser erhält seinen Namen dadurch, dass es einen gewissen Gehalt an Mineralstoffen vorzuweisen hat. Es stammt aus unterirdischen Vorkommen und darf dabei sowohl aus natürlichen als auch künstlichen Quellen kommen.

Quellwasser wiederum muss keine Mineralstoffe enthalten. Es muss dafür aber aus einer Quelle natürlichen Ursprungs stammen.

Tafelwasser ist industriell hergestellt und kann eine Mischung aus Trink-, Mineral- und Quellwasser sein.

Heilwasser ist eine interessante Wasser-Art, da es aus einer amtlich anerkannten Heilquelle kommen muss. Dies verleiht dem Heilwasser sogar eine Sonderstellung als Arzneimittel anstelle der üblichen Einstufung von Wasser als Lebensmittel. Es muss in seiner besonderen Position einen nachgewiesenen Nutzen über eine ernährungsphysiologische Wirkung enthalten.

Grundsätzlich obliegt die Wahl des Wassers Ihrer Entscheidung und ist die geringste Herausforderung im Rahmen der Keto-Ernährung. Allerdings ist es eine Überlegung wert, öfter die Wasserleitungen zuhause anzuzapfen. Denn hygienisch ist das dortige Wasser einwandfrei und Sie sparen dabei Kosten, die Sie mit der Zeit in das ein oder andere leckere Bio-Hühnchen anlegen können.

Fügen Sie dem Wasser regelmäßig Früchte oder gar Beeren hinzu, um diesem so ein einzigartiges Aroma zu verleihen. Sie werden sich wundern, welch ein Aroma dabei entsteht und wie schmackhaft kalorienarme Getränke sind. Wenn Sie drei Erdbeeren klein geschnitten in ein Glas Wasser legen und das Erdbeer-Aroma bis ins Wasser gelangt, dann haben Sie ein süßes und besonders zuckerarmes Getränk, welches obendrein natürlich und ohne Zusatzstoffe ist.

Tee: Ungeahnte Wirkungen durch das Heißgetränk

Tee als Getränke wird oftmals unterschätzt, offenbart aber bei genauerem Hinblick all seine Vorteile. Mit zunehmendem Wissen über die Wirkung sekundärer Pflanzenstoffe erlangte Tee in der Ernährungsphysiologie ein immer größeres Ansehen. Denn durch den Gehalt an sekundären Pflanzenstoffen sowie Spurenelementen und Vitaminen lassen sich verschiedenen Tee-Sorten teilweise sehr weitreichende Wirkungen zusprechen:

▶ Pfefferminztee, Fencheltee & Melissentee erweisen sich im Einsatz gegen Bauchschmerzen, Übelkeit & Zahnschmerz als sehr nützlich.

▶ Brennnesseltee entwässert und belebt.

▶ Hagebuttentee und Hibiskusblütentee erhalten viel Vitamin C.

▶ Matetee enthält Koffein, wodurch er anregt und die Konzentration steigert. Außerdem ist er harntreibend und fördert die Verdauung.

Die Vielzahl an Teesorten macht es möglich, für den eigenen Geschmack ausreichend passende Sorten zu entdecken. Am besten, Sie gehen für die Suche nach hochwertigem Tee in großer Auswahl in spezialisierte Geschäfte oder ins Reformhaus.

Kaffee: Viele Irrtümer kreisen um das beliebte Heißgetränk

Kein Heißgetränk muss sich so sehr wie der Kaffee gegen eine Vielzahl an zwiespältigen Meinungen und Kommentaren wehren. Vielleicht haben Sie bereits einige hiervon selbst gehört:

▶ Kaffee trocknet den Menschen aus.

▶ Kaffee übersäuert den menschlichen Organismus.

▶ Kaffee erhöht den Blutdruck.

Der Großteil dieser Behauptungen entpuppt sich auf lange Sicht als Irrglauben. Tatsächlich kann Kaffee zu Beginn des regelmäßigen Konsums entwässern, da eine vermehrte Ausscheidung von Natrium und Wasser über die Niere stattfindet. Doch nach Angewöhnung trägt der regelmäßige Kaffeekonsum fördernd zum Flüssigkeitshaushalt im Organismus bei.

Eine Übersäuerung des menschlichen Körpers führt dazu, dass Krankheiten wie Osteoporose – also der Knochenabbau – begünstigt werden. Da im Urin regelmäßiger Kaffeetrinker hohe pH-Werte gemessen werden, wird allgemein davon ausgegangen, dass Kaffee den Körper übersäuert.

Doch es ist das Gegenteil der Fall: Durch den säurehaltigen Urin ist davon auszugehen, dass vermehrt Basen im Körper verbleiben, da die Säuren ausgeschieden werden. Parallel dazu sind die meisten Wissenschaftler der Meinung, es sei schwierig, über Essen und Trinken die pH-Werte des Blutes bei gesunder Nierenfunktion zu beeinflussen. Somit ist beim Kaffee – wenn überhaupt – von gesunden Auswirkungen auf den Säuregehalt des Körpers auszugehen.

Zu guter Letzt der Blutdruck: Bei diesem ist der Sachverhalt ähnlich der Entwässerung. Dies bedeutet, dass er anfangs bei regelmäßigem Kaffeekonsum ansteigen kann, aber sich mit der Zeit normalisiert.

Anstelle dieser Mythen ist koffeinhaltiger Kaffee mit einer Vielzahl an ernährungsphysiologisch positiven Wirkungen in Verbindung zu bringen:

▶ Steigerung der Wachheit & Konzentrationsfähigkeit

▶ Hoher Gehalt an sekundären Pflanzenstoffen & Antioxidantien, was zahlreichen Krankheiten vorbeugt

▶ Regulierung des Flüssigkeitshaushaltes

▶ Anregung des Stoffwechsels für einen höheren Energieumsatz

Alles in allem gilt beim Kaffee jedoch, dass die Dosis es macht. Denn übermäßiger Konsum führt aufgrund der übermäßigen Koffeinzufuhr zu Nervosität, Hibbeligkeit und unter Umständen Schlaflosigkeit. Zwar gewöhnt sich der Körper auch hier an die Dosis Koffein, doch wird sie dadurch meistens gesteigert, was in einem Teufelskreis mündet. Deswegen die folgenden Empfehlungen, um aus dem Kaffee-Konsum den größten gesundheitlichen Mehrwert zu schöpfen:

I. Koffeinhaltigen und natürlichen Kaffee wählen! Entkoffeinierter Kaffee ist industriell verarbeitet und enthält weniger wertvolle Nährstoffe.

II. Maximal vier Tassen täglich! Durch diese Begrenzung ist ein Zuviel an Koffein ausgeschlossen, was wiederum die zahlreichen Nebenwirkungen von zu hohem Koffeinkonsum verhindert.

III. Letzte Tasse gegen 16 Uhr! So ist sichergestellt, dass die letzte Dosis Koffein den Schlaf nicht behindert und eine erholsame Nachtruhe gewährleistet ist.

Probieren Sie den Bulletproof Coffee! Dieser „kugelsichere Kaffee" trägt seinen Namen womöglich davon, dass er durch den Zusatz an Weidebutter ein Plus an wertvollen Omega-3-Fettsäuren enthält. Die Weidebutter durften Sie bereits kennenlernen. Durch eine geringe Menge Weidebutter anstelle der Milch fügen Sie Ihrem Kaffee wertvolle Inhaltsstoffe zu, die ein für die Gesundheit auf vielfacher Ebene erstklassiges Heißgetränk hinterlassen; und schmecken tut es ebenfalls! Möchten Sie einen noch höheren Gehalt an Nährstoffen, wählen Sie anstelle der Weidebutter das Ghee aus Weidebutter. Allerdings fällt dadurch der Geschmack Erfahrungsberichten zufolge eher dürftig aus. Somit empfiehlt sich – so ist das klassische Keto-Getränk Bulletproof Coffee ursprünglich gedacht – die Weidebutter als Zusatz.

DIESE NAHRUNGSMITTEL SIND GOLD WERT

20 Rezepte: Für den Thermomix, für maximalen Komfort!

Nun kommen wir zur Praxis mit dem Thermomix. Da die Theorie-Einheit zum Thermomix Sie auf die eigene Umsetzung heiß gemacht haben dürfte, widmen wir uns nun eben dieser Umsetzung. Hierzu erhalten Sie 20 Rezepte mit auf den Weg, die nach den drei hauptsächlichen Tagesmahlzeiten Frühstück, Mittagessen und Abendessen geordnet sind, sowie eine weitere Kategorie mit den Desserts enthalten. Lassen Sie sich bei den Rezepten allerdings von gewissen Dingen nicht irritieren und seien Sie auf der Hut:

▶ Nährstoffzusammensetzung
Kaum ein Rezept enthält die angepeilte Nährstoffkomposition von 75 Prozent Fetten und 25 Prozent Eiweißen. Dies ist nicht der Qualität der Rezepte geschuldet, sondern der Tatsache, dass sich leckere und abwechslungsreiche Gerichte nicht mathematisch zusammensetzen lassen. Um auf die angepeilte Nährstoffzusammensetzung zu kommen, müssen Sie regelmäßig gesunde fetthaltige Snacks wie Samen, Kerne und Nüsse in den Tagesablauf einbauen. Behalten Sie dabei allerdings Ihre Kalorienbilanz im Auge!

▶ Thermomix-Nutzung
Zwar sind die Rezepte auf den Thermomix ausgerichtet, jedoch fehlen dem Thermomix zwei wichtige Funktionen ganz sicher: Das Backen und das Braten, wie Sie bereits wissen. Falls Sie also einen leckeren Auflauf oder aber saftig durchgebratenes Fleisch essen möchten, werden Sie bei einigen Rezepten für zumindest einen Arbeitsschritt auf Ofen bzw. Herd ausweichen müssen. Dies ist normal, bedeutet aber keineswegs eine Überflüssigkeit des Thermomix. Denn er ist in jedem Rezept involviert und zahlreiche Rezepte lassen sich ganz allein mit dem Thermomix umsetzen. Somit werden Sie alles in allem maximalen Nutzen aus dem Gerät schöpfen, wenn Sie sich an den Rezepten in diesem Kapitel versuchen.

▶ Exotische Zutaten
Der Großteil der Rezepte wird sich einfach und mit gängigen Zutaten umsetzen lassen, die Sie auch im Supermarkt vorfinden können. Ohnehin richten sich die Supermärkte heutzutage immer mehr den verschiedenen Ernährungsweisen angemessen aus und werden Ihnen einen guten Dienst als Anlaufstelle für Lebensmittel im Rahmen der ketogenen Ernährung erweisen. Vereinzelt kann es aber sein, dass einige Zutaten nicht im Supermarkt erhältlich sind, da sie zu speziell sind. Bitte ersetzen Sie diese nicht durch kohlenhydrathaltige Alternativen, da Sie so sehr schnell die erlaubte tägliche Kohlenhydratzufuhr überschreiten könnten. Nehmen Sie stattdessen den Gang zum Reformhaus oder Bio-Laden auf sich. Oder aber bestellen Sie ganz gemütlich im Internet!

Allzu große Hindernisse tun sich für Sie durch diese drei Punkte nicht auf. Denn neben den genannten Lösungsvorschlägen und allgemeinen Hinweisen haben Sie selbst im Laufe dieses Buches beim Lesen viele Dinge gelernt, sodass Sie nun in der Lage sind, Rezepte sowie Zutaten richtig einzuordnen und zu kombinieren. Dabei wünschen ich Ihnen nun viel Spaß, gemeinsam mit dem Thermomix!

Von deftig bis flüssig und erfrischend: 5 Rezepte für das Frühstück

Über die Wichtigkeit des Frühstücks als Tagesmahlzeit streiten die Wissenschaftler immer mehr. Längst wird an der jahrelang inoffiziell gültigen These „Morgens wie ein Kaiser essen" – also immer üppig essen und für den Tag Energie schöpfen – gezweifelt. Doch eines lässt sich kaum bestreiten: Für das Wohlbefinden und die Leistungsfähigkeit ist morgens zumindest ein kleiner Snack sehr wichtig. Doch da es Personen gibt, die morgens außer Kaffee kaum was in den Magen kriegen, gestaltet sich die Sache hier und da als schwer. Deswegen ist in den folgenden 5 Rezepten eine kleine Frühstücksvielfalt zusammengetragen. Hier gibt es sowohl üppige Varianten für einen pompösen und sättigenden Start in den Tag als auch dezente Rezepte, wie beispielsweise den Smoothie, der eine ideale Lösung für alle Personen darstellt, die morgens nur schwer was in den Magen bekommen. Viel Spaß beim Ausprobieren!

Eier-Muffins mit buntem Gemüse

Nährwerte pro Portion: 247 kcal, 3 g KH, 11 g EW, 21 g FE

Zutaten für 3 Portionen:

- ➢ 80 g Tomaten
- ➢ 50 g Gouda
- ➢ 40 g Zucchini
- ➢ 3 Eier
- ➢ Blätter zweier Stängel Petersilie
- ➢ 3 EL Öl
- ➢ Salz
- ➢ Pfeffer
- ➢ Paprikapulver

Zubereitung:

1. Zuerst den Backofen auf 180 °C vorheizen. Während er vorheizt, mit den drei Esslöffeln Öl eine Muffinform einfetten. Alternativ entsprechende Form selbst basteln.

2. Daraufhin gekühlten Gouda in den Mixtopf des Thermomix einfügen und fünf Sekunden auf hoher Stufe darin zerkleinern. Anschließend den zerkleinerten Gouda auf einen separaten Teller legen.

3. Als Nächstes die Blätter Petersilie im Mixtopf zerkleinern; fünf Sekunden auf mittlerer Stufe. Danach mit dem Spatel die gehackte Petersilie nach unten schieben.

4. Nun den Zucchini sowie die Tomaten waschen, in grobe Stücke schneiden und im Mixtopf auf mittlerer Stufe fünf Minuten lang zerkleinern.

5. Danach die Eier schlagen und die Eimasse ebenso wie die Gewürze in den Mixtopf addieren. Im Anschluss den gesamten Inhalt auf mittlerer Stufe acht Sekunden lang vermengen.

6. Jetzt den geschnittenen Gouda hineinfügen und auf niedriger Stufe wieder alles vermengen; 10 Sekunden lang.

7. Die gesamte Masse nun auf die Backformen verteilen und im vorgeheizten Backofen ca. 20 Minuten backen.

Gefüllte Champignons

Nährwerte pro Portion: 495 kcal, 8 g KH, 26 g EW, 38 g FE

Zutaten für 3 Portionen:

- ➢ 400 g Feta
- ➢ 250 g Champignons
- ➢ 100 g passierte Tomaten
- ➢ 50 g Tomatenmark
- ➢ 30 g Kräuterbutter
- ➢ 20 ml Olivenöl
- ➢ 5 g Paprikapulver (edelsüß)

Zubereitung:

1. Zu Beginn Feta, Tomatenmark, passierte Tomaten, Paprikapulver und Olivenöl in den Mixtopf des Thermomix einfügen. Alle zusammen 10 bis 15 Sekunden miteinander auf hoher Stufe vermischen, sodass eine homogene Masse entsteht.

2. Danach die Champignons Stück für Stück aushöhlen, bis sie sich mit der Creme aus Schritt 1 auffüllen lassen.

3. Nach dem Aushöhlen der Champignons den Backofen auf 200 °C vorheizen.

4. Während der Backofen vorheizt, die Champignons füllen und mit Kräuterbutter obendrauf dekorieren.

5. Nun die gefüllten Champignons bei 200 °C solange backen, bis sie dunkel und der Käse sowie die Kräuterbutter geschmolzen sind. Danach herausholen, leicht abkühlen lassen und genießen.

Eier mit Gemüseschmarrn

Nährwerte pro Portion: 323 kcal, 8 g KH, 16 g EW, 24 g FE

Zutaten für 2 Portionen:

- 70 g Frischkäse
- 50 g geriebener Käse
- 2 Eier
- 2 Cocktail-Tomaten
- 2 Radieschen
- 1 Stange Sellerie
- 1 kleiner Chicorée
- 1 EL Butter
- 1 EL Chiasamen
- Salz
- Pfeffer
- Thymian

Zubereitung:

1. Zum Anfang die Eier schlagen und in den Mixtopf des Thermomix gemeinsam mit dem Frischkäse geben. 15 Sekunden auf mittlerer Stufe vermischen.

2. Danach den geriebenen Käse, die Chia-Samen sowie Salz und Pfeffer mit hineingeben und 10 Sekunden auf mittlerer Stufe erneut verrühren. Alles zur Seite stellen.

3. Als Nächstes den Sellerie scheibchenweise sehr dünn schneiden, dann den Chicorée in Streifen teilen, die Radieschen klein würfeln und den Rucola fein hacken.

4. Nun die Butter in einer Pfanne zergehen lassen und das geschnittene Gemüse hineingeben, um es bei mittlerer Hitze kurz anzubraten.

5. Nun die Masse aus dem Thermomix langsam von außen nach innen über das Gemüse schütten und in der Pfanne stocken lassen.

6. Inzwischen die Tomaten in Würfelstücke schneiden und den Thymian vorbereiten.

7. Nun die Eiermasse in der Pfanne in Stücke teilen und wenden, um sie nochmals für eine Weile stocken zu lassen.

8. Danach auf Tellern servieren und abschließend mit Tomaten und Kräutern dekorieren.

Mexikanische Frühstückspfanne

Nährwerte pro Portion: 440 kcal, 6 g KH, 21 g EW, 36 g FE

Zutaten für 3 Portionen:

- ➢ 170 g Chorizo
- ➢ 125 g Zucchini
- ➢ 115 g Zwiebel
- ➢ 75 g Tomaten
- ➢ 75 g Avocado
- ➢ 72 g Spinat
- ➢ 46 g grüne Paprika
- ➢ 2 große Eier
- ➢ 1 EL Ghee
- ➢ Salz
- ➢ Pfeffer
- ➢ Koriander

Zubereitung:

1. Zu Beginn das Ghee in den Mixtopf geben und 10 Sekunden auf mittlerer Stufe erwärmen.

2. Daraufhin Zwiebel schneiden und ebenfalls in den Mixtopf addieren. Auf mittlerer Stufe mit dem Ghee eine Minute erhitzen.

3. Nun die grüne Paprika in Scheiben schneiden und im Mixtopf mit dem restlichen Inhalt zwei Minuten auf mittlerer Stufe kochen.

4. Als Nächstes den Zucchini sowie die Tomaten würfeln und für drei bis vier Minuten auf hoher Stufe im Thermomix kochen.

5. Im Anschluss die Chorizo in den Mixtopf addieren und acht Sekunden auf niedriger Stufe alles miteinander vermischen.

6. Jetzt den gesamten Inhalt auf mittlerer Stufe fünf Minuten köcheln lassen, danach den Spinat mit hineingeben und weitere drei Minuten köcheln lassen.

7. Im Mixtopf nun zwei Mulden bilden, alles mit den Gewürzen abschmecken und so lange köcheln lassen, bis das Weiße vom Ei sich absetzt.

8. Zuletzt die Avocado halbieren, vom Kern und der Schale befreien sowie abschließend als Topping der Frühstückspfanne auf den Tellern servieren. Fertig!

Frühstücks-Smoothie

Nährwerte pro Portion: 462 kcal, 3 g KH, 4 g EW, 47 g FE

Zutaten für 1 Portion:

➤ 240 ml ungesüßte Mandelmilch
➤ 100 g Gurke
➤ 70 g Avocado
➤ 30 g Spinat
➤ 3 EL Kokosöl

Zubereitung:

1. Zuerst die Avocado in der Hälfte durchtrennen und vom Kern befreien. Das Fruchtfleisch entfernen und in den Mixtopf des Thermomix geben.

2. Nun die Gurke in Scheiben schneiden und ebenfalls in den Thermomix einfügen.

3. Es mit der Mandelmilch, dem Spinat und dem Kokosöl gleich machen und alles im Mixtopf gründlich auf höchster Stufe pürieren.

4. Sobald die Masse weitestgehend flüssig ist, als Smoothie zum Frühstück servieren.

Von mediterran bis käsig: 5 Rezepte zum Mittagessen

Bei diesen 5 Rezepten fürs Mittagessen wurde dafür gesorgt, dass sie vom Kaloriengehalt her stark schwanken. Grund dafür ist, dass es manchmal gegen Mittag nur einer kleinen Speise bedarf, wenn das Frühstück üppig war oder am Abend Großes ansteht. Ebenso ist allerdings möglich, dass am Mittag der Magen besonders stark knurrt, weswegen Sie hier ebenso Rezepte mit hohem Kaloriengehalt vorfinden. Nehmen Sie insbesondere hier Rücksicht auf die Nährstoffzusammensetzung, die ziemlich variiert und kombinieren Sie dies gut mit den sonstigen Mahlzeiten des Tages. Viel Spaß!

Mediterrane Fischfilets mit Gemüse

Nährwerte pro Portion: 296 kcal, 22 g KH, 26 g EW, 12 g FE

Zutaten für 2 Portionen:

- ➢ 500 g Wasser
- ➢ 200 g Seelachsfilet
- ➢ 100 g Aubergine
- ➢ 100 g Pilze
- ➢ 100 g Zucchini
- ➢ 100 g Paprika
- ➢ 50 g Parmesan
- ➢ 50 g Tomatenmark

- ➢ 40 g Zwiebeln
- ➢ 30 g Toastbrot
- ➢ 30 g getrocknete Tomaten in Öl
- ➢ 15 g Zitronensaft
- ➢ 1 EL Oregano
- ➢ 2 TL Salz
- ➢ 2 TL Pfeffer

Zubereitung:

1. Zuerst Backpapier in den Einlegeboden des Thermomix legen.

2. Nun die Fischfilets mit Salz, Pfeffer sowie Zitronensaft würzen und auf dem mit Backpapier ausgelegten Einlegeboden platzieren.

3. Im nächsten Schritt den Parmesan und Oregano gemeinsam in den Mixtopf des Thermomix geben und 15 Sekunden lang auf einer hohen Stufe zerkleinern und umfüllen.

4. Anschließend die Zwiebeln, das Toastbrot sowie die getrockneten Tomaten in den Mixtopf hineingeben und acht Sekunden auf mittlerer Stufe kleiner machen. Bei den Tomaten 20 Gramm vom Öl, in dem sie eingelegt sind, auffangen.

5. Jetzt das Tomatenmark hineingeben und zehn Sekunden auf einer niedrigen Stufe mit dem Inhalt im Mixtopf vermischen.

6. Als Nächstes das Tomatenmark auf die Fischfilets streichen.

7. Nun das Wasser in den Mixtopf mit einfügen, den Behälter des Thermomix aufsetzen und das Gemüse einwiegen. Danach auch den Einlegeboden mit den Fischfilets einsetzen und verschließen. Nach Verschluss knapp 20 Minuten auf der niedrigsten Stufe garen.

8. Anschließend den Einlegeboden absetzen und auf einen Teller geben, um es dort warmzustellen.

9. Danach den Mixtopf leeren und dabei knapp 50 Gramm der anfallenden Garflüssigkeit auffangen. Diese Garflüssigkeit mit 20 Gramm des Öls von den getrockneten Tomaten und dem einen Esslöffel Parmesan in den Mixtopf des Thermomix hineingeben und zehn Sekunden auf mittlerer Stufe vermischen.

10. Danach alles auf einem Teller anrichten, indem zum auf dem Teller befindlichen Seelachsfilet das Gemüse aus dem Behälter und die Sauce aus dem Mixtopf hinzugefügt wird.

Spinat-Feta-Schnecken

Nährwerte pro Portion: 639 kcal, 17 g KH, 56 g EW, 37 g FE

Zutaten für 6 Portionen:

- ➢ 600 g Süßlupinenmehl
- ➢ 500 g Spinat
- ➢ 300 g Mandelmilch
- ➢ 120 g Ghee
- ➢ 100 g Fetakäse
- ➢ 50 g Wasser
- ➢ 1 Zwiebel
- ➢ 1 Eigelb

- ➢ 1 Ei
- ➢ 1 Päckchen Backpulver
- ➢ ½ Würfel frische Hefe
- ➢ 2 EL Mandelmilch
- ➢ 2 TL Salz
- ➢ 1 TL Stevia
- ➢ Sesam- & Schwarzkümmelsamen

Zubereitung:

1. Zu Beginn für den Teig die 300 Gramm Mandelmilch, Stevia und Hefe im Thermomix für ca. drei Minuten bei 37 °C auf der niedrigsten Stufe verrühren.

2. Daraufhin das Mehl, Salz, Eigelb, Backpulver sowie die 120 Gramm flüssiges Ghee mit hineintun und 3,5 Minuten auf Teigstufe bei verschlossenem Mixtopf verkneten. Anschließend den Teig aus dem Mixtopf rausnehmen und in einer abgedeckten Schüssel beiseitestellen.

3. Nun die Füllung nach und nach vorbereiten: Hierzu zuerst die Zwiebel halbieren und für drei Sekunden im Thermomix auf mittlerer Stufe zerkleinern. Anschließend den Spinat klein schneiden und in den Thermomix hinzugeben. Dazu auch das Wasser und einen halben Teelöffel Salz addieren. Jetzt fünf Minuten bei 100 °C auf niedriger Stufe kochen.

4. Danach den Inhalt aus dem Thermomix herausnehmen und ohne das Wasser in eine Schüssel geben. Den Feta in kleinen Stücken dazubröckeln und alles abkühlen lassen.

5. Als Nächstes den Hefeteig aus der in Schritt 2 beiseite gestellten Schüssel zu einer Rolle formen und daraus zehn Stücke zu je 110 Gramm schneiden.

6. Die kleinen Rollen zu langen Zungen ausrollen und mit dem Gemisch aus Spinat sowie Feta belegen. Damit Schnecken entstehen, die äußeren Seiten längs einschlagen und aufrollen, um anschließend die Zunge von links nach rechts wie eine Schnecke aufzurollen. Zum Abschluss das kleine Ende unter die Schnecke klemmen.

7. Final erfolgt die Arbeit am Anstrich mit den 2 Esslöffeln Mandelmilch und dem einen Ei. Hierbei die Milch mit dem Ei vermengen und auf die Schnecken streichen. Diese mit Sesam- und Schwarzkümmelsamen nach eigenem Ermessen bestreuen.

8. Zu guter Letzt alles bei 200 °C Ober- und Unterhitze 18 Minuten im Ofen backen, nachdem er vorgeheizt ist. Danach sind die Schnecken servierfertig!

Die einfachsten Käsefrikadellen, die es jemals gab

Nährwerte pro Portion: 413 kcal, 7 g KH, 59 g EW, 16 g FE

Zutaten für 4 Portion:

➢ 800 g Hähnchenfilet

➢ 200 g geriebener Käse (Sorte frei wählbar, aber mit weniger Kohlenhydraten)

➢ 100 g Eier

➢ 1 Zwiebel

➢ 1 Knoblauchzehe

➢ Salz

➢ Pfeffer

➢ Curry

➢ Paprikapulver

Zubereitung:

1. Zum Anfang das Hähnchen in fingerdicke Stücke vorschneiden, damit es sich im Thermomix besser verarbeiten lässt. Alternativ direkt Hähnchengeschnetzeltes kaufen.

2. Die fingerdicken Hähnchenstücke in den Thermomix geben und zwei Mal 20 Sekunden auf hoher Stufe häckseln. Die Konsistenz ist frei wählbar, jedoch sollte sie mindestens der des gewöhnlichen Hackfleischs ähneln.

3. Anschließend zum gehackten Fleisch die 200 Gramm Käse, die Gewürze nach eigenem Ermessen sowie die Eier und die gehackte Zwiebel sowie Knoblauchzehe mit hineingeben. Alles im Thermomix bei mittlerer Stufe knapp fünf Minuten lang zu einer einheitlichen Masse vermengen.

4. Danach den resultierenden Teig aus dem Thermomix herausnehmen und Frikadellen daraus formen. Diese knapp 25 bis 30 Minuten durchbraten und erst dann verzehren.

Weißkohlauflauf mit Fleisch & Käse

Nährwerte pro Portion: 244 kcal, 9 g KH, 22 g EW, 13 g FE

Zutaten für 3 Portionen:

- 500 g Weißkohl
- 150 g Rinderhackfleisch
- 50 g Rama Creme Fine
- 50 g Schinkenwürfelchen
- 50 g geriebener Grana Padano
- 50 g Wasser
- 1 Knoblauchzehe
- 1 EL Sonnenblumenöl
- Salz
- Pfeffer

Zubereitung:

1. Zunächst den Weißkohl in grobe Stücke schneiden. Diese Stücke anschließend im Thermomix bei mittlerer Stufe ca. fünf Minuten in Etappen raspeln.

2. Danach den Weißkohl mit dem Wasser angießen und auf der geringsten Stufe bei 120 °C knapp vier Minuten garen.

3. Währenddessen das Hackfleisch nehmen und in einer Pfanne auf einem Esslöffel Olivenöl anbraten.

4. Als Nächstes den Weißkohl aus dem Thermomix nehmen und mit Schinkenwürfelchen sowie Gewürzen und dem klein gehackten Knoblauch in einer Auflaufform nach Belieben vermischen. Zum Abschluss die Rama Creme Fine darüber gießen und alles mit dem Hackfleisch sowie Käse bestreuen.

5. Nun im vorgeheizten Backofen knapp 40 Minuten bei 150 °C überbacken.

Quiche mit Fenchel

Nährwerte pro Portion: 408 kcal, 9 g KH, 34 g EW, 25 g FE

Zutaten für 2 Portionen:

- 500 g Wasser
- 175 g körniger Frischkäse
- 50 g Gouda
- 50 g rote Zwiebel
- 50 g Schinken
- 30 g Mandeln
- 8 Cherry-Tomaten
- 2 Eier
- 1 Knolle Fenchel
- Salz
- Pfeffer
- Grillgewürz

Zubereitung:

1. Zu Beginn die Fenchelknolle waschen und in der Hälfte durchtrennen. Im Anschluss den Strunk entfernen und die Knolle in dünne Streifen hobeln. Das Grün für später zur Seite legen.

2. Jetzt die Schale von der roten Zwiebel entfernen und die Zwiebel im Mixtopf bei mittlerer Stufe kurz hacken. Das klein Gehackte auf einen kleinen Teller beiseitelegen.

3. Als Nächstes das Wasser in den Mixtopf hineingeben und in das Garkörbchen den Fenchel einsetzen. Den Fenchel sieben Minuten bei 100 °C auf niedriger Stufe dünsten.

4. Danach das Garkörbchen herausnehmen und den Mixtopf reinigen sowie trocknen lassen.

5. Nachdem der Mixtopf getrocknet ist, Mandeln hineingeben und 5 Sekunden lang auf hoher Stufe zerkleinern. Dann den Gouda hinzugeben und 4 Sekunden auf hoher Stufe mahlen.

6. Im fünften Schritt die geschlagenen Eier, den körnigen Frischkäse sowie die Gewürze in den Mixtopf addieren und den gesamten Inhalt eine Minute lang auf niedriger Stufe vermengen.

7. Nun den Ofen auf 200 °C vorheizen. Während der Ofen vorheizt, den Schinken würfelweise schneiden.

8. Nun die Eimasse aus dem fünften Schritt auf einer Quiche-Form gleichmäßig verteilen.

9. Auf der Eimasse in der Quiche-Form den Fenchel aus dem Garkörbchen ebenso wie den gewürfelten Schinken und die gehackte Zwiebel verteilen. Auch die Cherry-Tomaten waschen, vierteln und auf die Quiche-Form geben.

10. Die Quiche im vorgeheizten Ofen 40 Minuten backen und mit dem Fenchelgrün garnieren. Servierfertig!

Genussvoll in den Schlaf wiegen: 5 Rezepte für das Abendessen

Am Abend ist es wichtig, den Magen nicht allzu sehr zu belasten. Denn allem voran diese Tageszeit möchten Sie maximal entspannt verbringen: Egal ob mit Fernsehen, beim Lesen oder in bester Gesellschaft! Aus diesem Grund kommen nun fünf Rezepte für das Abendessen, die zwar im Großen und Ganzen kalorienarm sind, aber dafür effektiv sättigen und dem Magen wohl bekommen. Viel Spaß auch hier beim Auskosten!

Mozzarella-Wraps mit Rucola-Creme

Nährwerte pro Portion: 290 kcal, 5 g KH, 16 g EW, 22 g FE

Zutaten für 4 Portionen:

- ➢ 250 g Mozzarella-Wraps (erhältlich bei Bayerland)
- ➢ 100 g Gurke
- ➢ 100 g Avocado
- ➢ 40 g Rucola
- ➢ 20 g Frischkäse
- ➢ 20 g Pinienkerne
- ➢ 2 Tomaten
- ➢ 1 Zitrone
- ➢ 1 Stange Frühlingszwiebeln
- ➢ ½ Knoblauchzehe
- ➢ 1 EL Tomatenmark
- ➢ Salz
- ➢ Pfeffer

Zubereitung:

1. Zunächst die Mozzarella-Wraps ausbreiten und trockentupfen.

2. Als Nächstes die Pinienkerne in den Mixtopf geben. Dort auf niedrigster Stufe bei 120 °C knapp drei Minuten rösten.

3. Nun das Gemüse und die Früchte zubereiten: Hierbei die Tomaten, Gurken und die Zwiebel waschen. Die Avocado längs in zwei Hälften schneiden und den Kern entfernen. Auch die Zwiebel halbieren. Zudem die Zitrone waschen. Davon ein bisschen Schale abreiben und beiseitestellen. Des Weiteren den Saft der Zitrone zur Hälfte in ein Behältnis auspressen.

4. Im vierten Schritt Pinienkerne, einen Teil der geriebenen Zitronenschale, den Rucola sowie den geschälten Knoblauch im Mixtopf 20 Sekunden lang auf hoher Stufe zerkleinern.

5. Dann mit dem zugehörigen Spatel den Inhalt vermischen und drei weitere Sekunden zerkleinern.

6. Anschließend den Inhalt mit dem Spatel nach unten schieben und in den Mixtopf Frischkäse, Tomatenmark, den gepressten Zitronensaft, Salz und Pfeffer hineingeben. Alles 15 Sekunden auf mittlerer Stufe miteinander vermischen.

7. Die nun fertige Rucola-Creme aus dem Mixtopf nehmen und gleichmäßig auf den Wraps verteilen. Danach den Mixtopf für den weiteren Verlauf spülen.

8. Jetzt die Zwiebel, Tomaten, Gurken, Frühlingszwiebel sowie Salz und Pfeffer in den Mixtopf geben. Zusätzlich das Fruchtfleisch der Avocados in kleine Würfel schneiden, aus der Schale in den Mixtopf löffeln und alles auf mittlerer Stufe 3 Sekunden lang zerkleinern. Im Garkörbchen kann der Inhalt abtrocknen.

9. Zu guter Letzt auf die Rucola-Creme auf den Wraps das Gemüse verteilen und die Mozzarella-Wraps aufrollen. Dann ist die leichte Abendspeise angerichtet!

Zucchinisuppe

Nährwerte pro Portion: 327 kcal, 6 g KH, 4 g EW, 31 g FE

Zutaten für 3 Portionen:

➢ 500 g Zucchini
➢ 400 g Wasser
➢ 100 g Schlagsahne
➢ 30 g Butter
➢ 1 Würfel Gemüsebrühe
➢ 2 EL Olivenöl
➢ 1 EL Creme Fraiche
➢ Salz
➢ Pfeffer
➢ Muskatnuss

Zubereitung:

1. Zucchini klein schneiden. Dabei acht Scheiben für später beiseitelegen. Den Rest gemeinsam mit der Butter im Thermomix auf niedrigster Stufe 7 Minuten lang bei 100 °C dünsten.

2. Danach die Gemüsebrühe mit dem Wasser hinzugeben und bei selben Einstellungen 15 Minuten lang den gesamten Inhalt kochen.

3. Anschließend die Suppe auf einer hohen Stufe über eine Dauer von 20 Sekunden pürieren.

4. Nach Ablauf der Zeit die Suppe mit den Gewürzen Salz, Pfeffer und Muskatnuss abschmecken und die Sahne hinzufügen. Nun alles eine Minute auf einer niedrigen Stufe bei 100 °C erwärmen.

5. Zum Abschluss die Suppe auf drei Portionen verteilen oder aber eine Portion für sich selbst nehmen und den Rest für den nächsten Tag kaltstellen. Mit zwei bis drei kleinen Scheiben Zucchini aus Schritt 1 pro Portion dekorieren.

Spargel-Creme-Suppe mit Bacon

Nährwerte pro Portion: 554 kcal, 9 g KH, 17 g EW, 48 g FE

Zutaten für 4 Portionen:

- 1200 g Spargel
- 500 ml Wasser
- 200 g Bacon
- 100 g Sahne
- 100 g Butter
- 5 g Zitrusfasern

- 2 Eigelb
- 1 EL Gemüsebrühe
- Salz
- Pfeffer
- Muskatnuss

Zubereitung:

1. Zu Beginn die Schale vom Spargel entfernen und den Spargel in kleine Stücke schneiden.

2. Anschließend 500 ml Wasser mit einem Esslöffel Gemüsebrühe in den Mixtopf des Thermomix geben. Gleichzeitig 700 g Spargelstücke in den Gareinsatz legen und den Rest vom Spargel in einen weiteren separaten Behälter im Thermomix legen. Nun alles auf niedrigster Stufe 25 Minuten lang garen.

3. Währenddessen den Bacon in einer Pfanne braten, bis es knusprig ist.

4. Danach die Spargelstücke aus dem Behälter des Thermomix zur Seite stellen und den Spargel aus dem Gareinsatz zur Gemüsebrühe im Mixtopf addieren. Dort den Spargel 15 Sekunden auf mittlerer Stufe pürieren.

5. Nun ebenfalls die Zitrusfasern im Mixtopf pürieren; 10 Sekunden auf mittlerer Stufe.

6. Daraufhin die Butter hineingeben und alles 10 Sekunden auf niedriger Stufe miteinander verrühren.

7. Im nächsten Schritt das Eigelb mit der Sahne vermischen und mit den Gewürzen nach eigenem Ermessen würzen. Die entstandene Mischung langsam über den Mixtopfdeckel in den Mixtopf gießen und bei 80 °C 30 Sekunden lang auf niedriger Stufe garen.

8. Zu guter Letzt die Suppe auf die Teller aufteilen oder Teile für den nächsten Tag kaltstellen. Den zur Seite gestellten Spargel aus Schritt 4 aus dem Behälter des Thermomix gleichmäßig auf die fertige Suppe verteilen.

9. Auch den knusprig gebratenen Bacon gleichmäßig verteilen. Fertig ist die warme und sättigende Abendspeise!

Lachsfilet mit Tomatengemüse

Nährwerte pro Portion: 506 kcal, 8 g KH, 37 g EW, 35 g FE

Zutaten für 4 Portionen:

- ➢ 600 g Lachsfilet
- ➢ 300 g Knollensellerie
- ➢ 100 g Schalotten
- ➢ 20 g Tomatenmark
- ➢ 20 g Weidebutter
- ➢ 10 g Gewürzpaste (nach Wahl)
- ➢ 1 Dose stückige Tomaten
- ➢ 1 Lorbeerblatt
- ➢ 3 EL Olivenöl
- ➢ 2 TL Limettensaft
- ➢ 1 TL edelsüßes Paprikapulver
- ➢ ½ TL Oregano
- ➢ Salz
- ➢ Pfeffer

Zubereitung:

1. Am Anfang die Schalotten und den Knollensellerie im Mixtopf 7 Sekunden auf mittlerer Stufe zerkleinern.

2. Jetzt die Gewürze sowie die Dose stückige Tomaten und das Tomatenmark in den Mixtopf addieren. Den gesamten Inhalt 15 Minuten auf niedrigster Stufe garen.

3. Nun um das Lachsfilet kümmern: Dieses auf einem Backpapier ausbreiten und mit Salz, Pfeffer und Limettensaft würzen sowie eine Butterflocke auflegen.

4. Jedes Fischfilet in einem Backpapier einzeln wie ein Päckchen zusammenrollen, damit es im eigenen Saft garen kann.

5. Nun die Fisch-Päckchen in dem Einlegeboden des Thermomix verpacken, wobei die Schlitze allerdings frei bleiben sollen. 5 Minuten lang bei niedriger Stufe garen.

6. Am Ende alles herausholen und den Lachs mit dem Tomatengemüse auf einem Teller appetitlich anrichten. Eventuell zur Dekoration eine Scheibe Limette einbehalten.

Brokkoli-Creme-Suppe

Nährwerte pro Portion: 278 kcal, 8 g KH, 7 g EW, 23 g FE

Zutaten für 4 Portionen:

➢ 600 g Wasser
➢ 500 g Brokkoli
➢ 1 Becher Sahne
➢ 1 Becher Creme Fraiche
➢ 1 Zwiebel
➢ 1 EL Ghee
➢ Pfeffer
➢ Muskatnuss

Zubereitung:

1. Zuerst die Zwiebel 3 Sekunden auf mittlerer Stufe im Mixtopf zerkleinern und mit dem Spatel nach unten schieben.

2. Daraufhin einen Esslöffel Ghee mit hineingeben und mit der Zwiebel 3 Minuten bei 100 °C auf niedriger Stufe dünsten.

3. Im Anschluss den Brokkoli grob zerkleinern und ebenfalls in den Mixtopf geben. 3 Sekunden auf mittlerer Stufe im Thermomix noch feiner hacken.

4. Danach das Wasser, den Pfeffer sowie die Muskatnuss hinzugeben und 15 Minuten lang bei 100 °C auf niedriger Stufe garen.

5. Nach Ablauf der Zeit je einen Becher Sahne und Creme Fraiche im Mixtopf addieren und den gesamten Inhalt 5 Minuten bei 90 °C auf niedriger Stufe garen.

6. Zum Abschluss nach eigenem Ermessen die gesamte Suppe noch 10 Sekunden auf hoher Stufe pürieren. Spätestens danach ist sie servierbereit.

Fruchtig, Schoki oder weihnachtlich? 5 Rezepte fürs Dessert

Zum Abschluss soll es süß und sinnlich werden, denn wir sind bei den Rezepten fürs Dessert angekommen. Dabei sind verschiedene Geschmäcker abgedeckt und es ist sogar mit einem Rezept für die Weihnachtszeit vorgesorgt. Wie sich zeigt, stehen die ketogenen Regeln somit nicht mal den Desserts im Weg. Viel Spaß beim süßen Vergnügen mit den Dessert-Rezepten!

Vanillecreme aus der Keto-Küche

Nährwerte pro Portion: 308 kcal, 3 g KH, 6 g EW, 29 g FE

Zutaten für 4 Portionen:

- ➤ 50 g Butter
- ➤ 150 ml Sahne
- ➤ 6 Eigelb
- ➤ 3 Tropfen Vanille
- ➤ 1 TL Gelierzucker
- ➤ Eine Prise Süßstoff

Zubereitung:

1. Zu Beginn die Butter bei niedriger Temperatur in einer Pfanne schmelzen lassen.

2. Daraufhin die sechs Eigelbe mit der Sahne zusammen in den Thermomix geben und bei 60 °C knapp 10 Minuten verrühren lassen. Zwischendurch die zerlassene Butter in den Thermomix mit hineingeben.

3. Die Masse sollte nach und nach dicker werden. Während des Rührvorgangs im Thermomix die Vanille und den Süßstoff mit hineingeben.

4. Sollte die Masse nicht eindicken, dann Gelierzucker hinzufügen und nochmals einige Minuten bei 60 °C verrühren.

5. Am Ende die Vanille-Creme auf vier Gläser verteilen und genießen!

Himbeereis mit Nussgeschmack

Nährwerte pro Portion: 190 kcal, 12 g KH, 4 g EW, 14 g FE

Zutaten für 2 Portionen:

➢ 150 g gefrorene Himbeeren
➢ 50 ml Sahne
➢ 30 g Haselnussmus

Zubereitung:

1. Die gefrorenen Himbeeren in den Mixtopf hineingeben und bei hoher Stufe 10 Sekunden pürieren.

2. Danach die Sahne und das Haselnussmus in den Mixtopf des Thermomix addieren. Den gesamten Inhalt auf mittlerer Stufe eine halbe Minute lang verrühren.

3. Zum Abschluss das Himbeereis ins Glas geben und genießen. Optional mit Minze dekorieren.

Stracciatella-Frischkäse-Creme

Nährwerte pro Portion: 297 kcal, 6 g KH, 6 g EW, 27 g FE

Zutaten für 6 Portionen:

➢ 200 g sahniger Frischkäse
➢ 100 g Sahne
➢ 100 g Edelbitterschokolade (90 % Kakaoanteil)
➢ 50 g Mandelmus
➢ Zimt

Zubereitung:

1. Zuallererst die Schokolade im Thermomix zerkleinern. Dazu eine der höheren Stufen für 5 Sekunden Dauer auswählen.

2. Im Anschluss Frischkäse, Sahne, Mandelmus in den angegebenen Mengen und Zimt nach eigenem Ermessen hinzufügen. Alles miteinander 10 Sekunden lang auf mittlerer Stufe vermischen.

3. Abschließend gleichmäßig für sechs Personen verteilen oder für andere Tage kaltstellen. Optional einige kleine Stückchen dunkle Schokolade einbehalten und mit diesen zum Abschluss die Creme dekorieren.

Gebrannte Zimtmandeln

Nährwerte pro Portion: 315 kcal, 3 g KH, 13 g EW, 27 g FE

Zutaten für 4 Portionen:

➣ 200 g Mandeln
➣ 80 g Karamelltraum
➣ 10 g Butter
➣ 10 ml Wasser
➣ 4 g Zimt

Zubereitung:

1. Direkt am Anfang die Mandeln, die Butter, das zuckerreduzierte Karamelltraum-Produkt und den Zimt in den Mixtopf geben. Alles zusammen 5 Minuten auf der niedrigsten Stufe verrühren.

2. Im Anschluss Wasser hinzugießen und weiterhin auf der niedrigsten Stufe knapp 10 Minuten mit aufgesetztem Messbecher verrühren.

3. Danach den Messbecher abnehmen und erneut auf der niedrigsten Stufe rühren; diesmal 5 Minuten.

4. Final die Mandeln in einer kleinen Schüssel abkühlen und sich schmecken lassen.

Ketogene Pfannkuchen

Nährwerte pro Portion: 292 kcal, 4 g KH, 10 g EW, 25 g FE

Zutaten für 4 Portionen:

- 125 g Haselnüsse
- 20 g Mandelmehl
- 5 g Süßstoff
- 2 Eier
- 15 ml Sonnenblumenöl
- 2 TL Zimt
- Milch
- Salz
- Pfeffer

Zubereitung:

1. Zuerst die Haselnüsse in den Mixtopf geben und auf höchster Stufe knapp 10 Sekunden mahlen.

2. Zu den gemahlenen Haselnüssen – alternativ Haselnüsse direkt in gemahlenem Zustand kaufen – nun die Eier, den Süßstoff, das Mandelmehl, einen Teelöffel Zimt und das Salz mit einer kleinen Menge Milch ergänzen und gründlich miteinander vermengen. Auf einer mittleren Stufe durchmischen und die restliche Milch zwischendurch so hinzugießen, dass insgesamt ein leicht dickflüssiger Brei entsteht.

3. Währenddessen das Öl in einer Pfanne vorheizen lassen.

4. Sobald der Brei den Wünschen entspricht, auf vier Portionen aufgeteilt in die Pfanne geben und beidseitig braten, bis die Pfannkuchen ringsherum goldbraun sind.

Danach alle Portionen dezent mit dem restlichen Teelöffel Zimt als Dekoration bestäuben.

Schlussteil

Sie haben in diesem Ratgeber die Keto-Ernährung ausführlich kennengelernt – mit allem, was dazugehört. Dabei sind Ihnen Methoden zur Umsetzung, der Gedanke hinter der Keto-Ernährung, die Abläufe im Körper, Pläne, Rezepte und vieles mehr vorgestellt worden. Nun ist es an Ihnen, in eine neue Lebensqualität zu starten: Eine Lebensqualität, die Ihnen die Figur beschert, die Sie sich seit Monaten oder gar Jahren wünschen und, die Sie verdienen. Eine Lebensqualität, die Ihnen bei Freizeitaktivitäten und gesellschaftlichen Unternehmungen alle Türen öffnet. Eine Lebensqualität, die Sie zudem mit verschiedensten positiven Auswirkungen auf die Gesundheit segnet und somit die Tür zu einem längeren und unbeschwerteren Leben öffnet.

Es sind die Menschen und deren Entscheidungen, die schlussendlich definieren, wie das Leben verläuft und die Gesellschaft sowie das eigene Umfeld geprägt werden. Fakt ist an dieser Stelle: Die Ernährung genießt mit Recht eine steigende Bedeutung bei den verschiedensten Personengruppen. Immer mehr Menschen und immer jüngere Personen machen sich zum Teil gar im Jugendalter schon Gedanken darüber, wie sich die Ernährung nachhaltig und gesund gestalten lässt. Dies ist auch gut so. Denn je früher jede einzelne Person für dieses Thema sensibilisiert wird, umso eher wird es dazu kommen, dass die Menschen einen gesunden Lebensstil und dadurch ein glücklicheres Leben führen werden. Sie haben sich mit diesem Ratgeber dazu entschlossen, diesen Weg Richtung gesünderes und glücklicheres Leben zu beschreiten. Dies ist sehr zu begrüßen.

Damit Sie es auf diesem Weg leichter haben, ist dieser Ratgeber gefüllt mit zahlreichen Anleitungen und er erklärt Ihnen alles Schritt für Schritt. Sie haben es gelesen. Hinzu kommt, dass Sie in diesem Buch, im Gegensatz zu anderen Werken über die ketogene Ernährung, den Vorteil genießen, Ihre Keto-Ernährung mit dem Thermomix zu realisieren. Dieses unter mehreren Gesichtspunkten sinnvolle Gerät für die eigene Küche wird Ihnen definitiv vieles an Last im Alltag abnehmen. Sie werden nach der kostspieligen Anschaffung dieses Geräts merken, wieso es sich auf lange Sicht absolut lohnt und sogar eine Kostenersparnis darstellt. Es werden Schnelligkeit, Kreativität, Genuss für den Gaumen und zahlreiche weitere Aspekte allesamt ineinanderfließen und Ihnen ein starkes Gesamtkonstrukt für die Keto-Ernährung bieten. Sollten bei der Umsetzung irgendwo – ob bezüglich des Thermomix oder anderer Themen – Fragen auftauchen, dann schauen Sie einfach ins entsprechende Kapitel rein und Sie werden die Antworten vorfinden. Der schwierigste Teil auf Ihrem Wege wird definitiv die Umgewöhnung bzw. Umstellung des Stoffwechsels sein. Gehen Sie in diese Anfangshürde aber mit all der Zuversicht, die Sie mobilisieren können: Rufen Sie sich Ihr Ziel permanent vor Augen, lesen Sie mehrmals das erste Kapitel, welches Ihnen alles, was Sie erreichen können, in Erinnerung ruft, und fangen Sie an, zu visualisieren und Ihren Weg zu dokumentieren. Sie werden durch die ersten Tage und die Keto-Grippe hindurchgekommen sein, ehe Sie sich's versehen. Was danach kommt, wird Sie absolut glücklich stimmen: Gesteigerte Energie, gesteigerte Fettverbrennung, gesteigerte Leistungsfähigkeit und vieles mehr werden Sie auf dem Weg zu Ihrer Traumfigur und Ihrem neuen Ich beflügeln. Ein neues Ich, dass Ihren positiven Charakter auch nach außen kehrt und es Ihnen vereinfacht, die verschiedensten Kontakte an den verschiedensten Stellen zu knüpfen.

Versuchen Sie, während Ihrer Umstellung Menschen und Aktivitäten in die Planung zu integrieren. Vielleicht haben Sie Kinder, die Sie zwar nicht komplett auf Keto umstellen müssen, aber dafür als Experiment ein paar Wochen oder immer mal wieder einen Tag diese Ernährungsform praktizieren lassen. Eventuell möchten Bekannte oder sogar Arbeitskollegen Ihre neu gewonnene Qualität als Koch bzw. Köchin näher kennenlernen? Gestalten Sie die Umstellung so interaktiv und abwechslungsreich wie möglich. Mit dem Sport verbrennen Sie zusätzlich Kalorien und Sie steigern Ihre Fitness.

Achten Sie zudem auf die Wahl der Lebensmittel! Mit einer durchdachten Entscheidung für das jeweilige Tagesgericht und dessen Zutaten – wie es bei der Keto-Ernährung gang und gäbe ist – werden Sie sensibilisiert werden für Themen wie Nachhaltigkeit, Umwelt, artgerechte Tierhaltung, hochwertige Nährstoffzusammensetzungen und vieles mehr. Dies ist zu begrüßen, hat es doch mit dem Leben, das wir und unsere Nachkommen in Zukunft leben werden, sehr viel zu tun. Also stellt die Keto-Ernährung weit mehr als nur eine Ernährungsform bzw. eine Diät dar. Es handelt sich um eine Vielzahl an Veränderungen, die verschiedenste Ebenen überschreiten und den Menschen vielfältig prägen.

Sie werden bei all diesen Veränderung eines merken: Umstellungen – sei es in welcher Form auch immer – bereichern das Leben immens und holen Sie aus dem hin und wieder schnöden Alltag heraus. Lebenslust und Wohlbefinden werden angetrieben nicht nur durch die Keto-Ernährung selbst, sondern durch die zahlreichen anderen Bereiche des Lebens, auf die sie sich auswirkt: Von der Gesellschaft über den Zeitvertreib bis hin zu diversen anderen Aspekten. Bedenken Sie dabei allerdings, dass die Dinge nur solange wirken, wie Sie sie auch mit Überzeugung durchführen. Sagen Sie also sämtlichen Zweifeln und schlecht zuredenden Menschen „Tschüss"und betreten Sie den Pfad der Macher.

Ich wünsche Ihnen auf diesem Wege viel Erfolg und Beständigkeit! Tauchen Sie ein in eine neue Welt, die sich Ihren Träumen öffnet und das gesamte Umfeld positiv beeinflusst.

Gratis-Bonusheft

Vielen Dank noch einmal für den Erwerb dieses Buches. Als zusätzliches Dankeschön erhalten Sie von mir ein E-Book, als Bonus, und völlig gratis.

Dieses beinhaltet weiterführende Tipps und Wissenswertes zu den besten Nahrungsmitteln, mit denen Sie Ihre ketogene Ernährung bereichern können. Wie Sie im Verlaufe dieses Buches erfahren haben, sind nicht alle Lebensmittel für die ketogene Ernährung geeignet. Mit der Auflistungen von gesunden Lebensmitteln aus verschiedenen Nahrungskategorien und zahlreichen praktischen Tipps von der Auswahl bis zur Verarbeitung erhalten Sie mit dem Bonusmaterial eine weitere Hilfestellung zur praktischen und erfolgreichen Umsetzung der ketogenen Ernährungsweise.

Sie können das Bonusheft folgendermaßen erhalten:

Um die geheime Download-Seite aufzurufen, öffnen Sie ein Browserfenster auf Ihrem Computer oder Smartphone und geben Sie Folgendes ein: www.ketokoenig.com/bonusheft

Sie werden dann automatisch auf die Download-Seite geleitet.

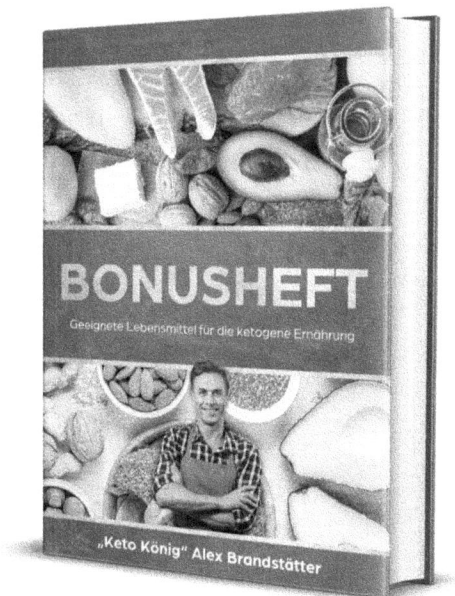

Bitte beachten Sie, dass dieses Bonusheft nur für eine begrenzte Zeit zum Download verfügbar ist.

Quellen

Sie können alle hier genannten Quellen auch auf meiner Internetseite finden, sodass Sie nicht den kompletten Link eingeben müssen: https://ketokoenig.com/quellen.

Ärzte Zeitung Online (2018, Januar): Was steckt hinter dem Protein-Hype? Abgerufen unter https://www.aerztezeitung.de/medizin/fachbereiche/ernaehrungsmedizin/article/956568/gefaehrlicher-marketingtrend-steckt-hinter-protein-hype.html.

Budde, J. (2019, April): Geht die ketogene Ernährung für immer? Abgerufen unter https://www.primal-state.de/ketogene-ernaehrung-fuer-immer/.

Bundesministerium für Ernährung und Landwirtschaft (2019): Jodversorgung in Deutschland: Ergebnisse des Jodmonitorings. Abgerufen unter https://www.bmel.de/DE/Ernaehrung/GesundeErnaehrung/_Texte/DEGS_JodStudie.html.

Deutsche Gesellschaft für Ernährung (2019, September): Paleo-Diät. Abgerufen unter https://www.dge.de/ernaehrungspraxis/diaeten-fasten/paleo/.

Eur J Clin Invest. (2016, März): Ketogenic diets: from cancer to mitochondrial diseases and beyond. Abgerufen unter https://www.ncbi.nlm.nih.gov/pubmed/26782788.

Fischer, J. (2014): Hysterie um Weizen. Abgerufen unter https://www.ugb.de/ernaehrungsberatung/weizen-gluten-allergie/?gluten-weizen.

Flemmer, A. (2019): Jodversorgung: Zu viel und zu wenig ein Problem. Abgerufen unter https://www.ugb.de/ernaehrungsberatung/jodversorgung/?jodversorgung-jod.

Foodpunk Blog a (2016, Mai): Auswärts essen gehen - Paleo Restaurants, Low Carb Cafés und vieles mehr - In Deutschland, Österreich und der Schweiz. Abgerufen unter https://foodpunk.de/auswaerts-essen-gehen-foodpunk-taugliche-restaurants-in-deutschland-oesterreich-und-der-schweiz/.

Foodpunk Blog B (2016, September): Der tägliche Happen Wissen - Die besten Fettquellen. Abgerufen unter https://foodpunk.de/auswaerts-essen-gehen-foodpunk-taugliche-restaurants-in-deutschland-oesterreich-und-der-schweiz/.

Kastorini, C-M., Milionis, H. J., Esposito, K. et al. (2011, März): The Effect of Mediterranean Diet on Metabolic Syndrome and its Components; A Meta-Analysis of 50 Studies and 534,906 Individuals. Abgerufen unter http://www.onlinejacc.org/content/57/11/1299.abstract.

Markus (40-100). Markus-Evangelium 9. Abgerufen unter https://www.bibel-online.net/buch/luther_1912/markus/9/#14.

Riseon (2018, Februar): 17 Lebensmittel für garantiert mehr Energie & Antrieb. Abgerufen unter https://www.riseon.org/ernaehrung/mehr-energie-und-antrieb-lebensmittel/.

Nah Genuss Blog (2017, Mai): Biofleisch: Was ist eigentlich der Unterschied zu „normalem" Fleisch?. Abgerufen unter https://www.nahgenuss.at/blog/biofleisch-unterschied/.

Redaktion Gesundheitsportal (2016): Fette. Abgerufen unter https://www.gesundheit.gv.at/leben/ernaehrung/info/fette.

Redox Biol. (2014): Ketogenic diets as an adjuvant cancer therapy: History and potential mechanism. Abgerufen unter https://www.ncbi.nlm.nih.gov/pmc/articles/PMC4215472/.

Brainperform (2019, Juli). 11 gesundheitliche Vorteile der ketogenen Ernährung + Studien. Abgerufen unter https://www.brainperform.de/ketogene-ernahrung-vorteile/.

Tulipan, J. (2016, September). Ketogene Ernährung ist kein moderner Trend - Die Geschichte der Ketogenen Ernährung. Abgerufen unter https://paleolowcarb.de/ketogene-ernaehrung-ist-kein-moderner-trend-die-geschichte-der-ketogenen-ernaehrung/#_edn2.

Von Cramm, D. (2018, September): Ernährungsexpertin erklärt: Welches Öl gesund ist – und welches Sie vergessen können. Abgerufen unter https://www.stern.de/genuss/essen/ernaehrungsexpertin-erklaert--welches-oel-gesund-ist---und-welches-sie-vergessen-koennen-7514316.html.

Ziegler, R. , Neu, A. (2018): Diabetes mellitus im Kindes- und Jugendalter; Leitliniengerechte Diagnostik, Therapie und Langzeitbetreuung. Abgerufen unter https://www.aerzteblatt.de/archiv/196478/Diabetes-mellitus-im-Kindes-und-Jugendalter.

(Amazon-URL 1)
https://amzn.to/2lIdZ28

(Amazon-URL 2)
https://amzn.to/2lObpY9

www.ingramcontent.com/pod-product-compliance
Lightning Source LLC
Chambersburg PA
CBHW080559030426
42336CB00019B/3249